はじめての
在宅小児
リハビリテーション
訪問だからできる発達支援、生活支援

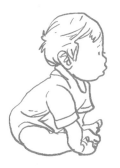

齋藤大地

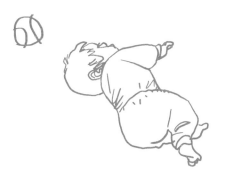

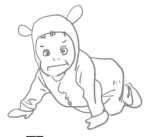

三輪書店

表紙絵：村山之都

はじめに―玄関の前に立つあなたへ

　お子様の訪問リハビリテーションの依頼を受けて，事前情報をまとめ，本日行う評価とプログラムも頭に入れて，いま訪問先のドアチャイムを押そうとしている．十分に準備をしたつもりだ．でも，このどこにでも見られる普通の玄関ドアの向こうの生活は，どれほど大変であることだろう．自分はこの玄関の向こうに行く資格があるのだろうか．知らないことを聞かれたり，お子様の状態が悪くなったらどうしよう．そもそも自分に何ができるのだろうか？

　はじめての訪問リハビリテーションで，緊張しながら玄関のチャイムを押した日のことを筆者は覚えている．自治体運営の肢体不自由児施設から民間の訪問看護ステーションに転職してまもなく，肺理学療法の指示が出ている御宅に入らせていただいた．普通の玄関を抜け入室すると，アラームが鳴っている人工呼吸器が装着されたお子様の周りで，看護師がどんどん処置を進めていて，まるで一病床の病院のようであった．以来，さまざまな在宅小児リハビリテーションの場面でたくさんのお子様と関わらさせていただき，多くの経験もさせてもらった．

　疾患や症状に対応しつつ発達を支援するリハビリテーションが，お子様の成長する場である「家」で展開することで，日常生活と緊密に連動し，ごく自然な普段の様子を正確に評価できて，体調や必要度に応じた頻度調整を行うことができる．ご家族との暮らしと，乳幼児期や医療依存度の高い病態にあっては命と近接し，在宅で行われるリハビリテーションならではのこうしたメリットがそのまま効果に結びつく．退院を目標とした病院，卒業を目標とした施設とは異なり，これまでもこれからもずっと続いていくライフに寄り添えるこの仕事は，筆者が理学療法士の養成校で学んだリハビリテーションの精神性と多くを共有していると思え，非常に魅力的に感じた．

　今回，三輪書店の青山智氏のご厚情により，在宅小児リハビリテーションの魅力を執筆できるのは，このうえない幸福である．本書では網羅的な教科書を意図した構成とはせず，筆者が長年の実践の中で気づいた在宅小児リハビリテーションにおける大事な視点やポイントにしぼって記述した．はじめて玄関に立った経験や近い将来立つ予定のあるこれからの在宅小児セラピストの方に，ぜひお手にとっていただけたらと思っている．

2019 年 12 月

齋藤大地

はじめての在宅小児リハビリテーション

目次

疾患別在宅小児リハビリテーション

第 1 章

在宅小児リハビリテーションのことはじめ

　本章では，在宅小児リハビリテーションの草創期から現在までの現場における変化や制度の変遷，関連モデルの変化について，筆者の経歴とともに，また私見を交じえて，振り返ってみたい.

1.1 対象者の変化―新生児医療と重度重複化

1.1.1 従来の小児リハビリテーション

　筆者が北海道の旭川市で理学療法士として働き始めたのは，1995 年という阪神淡路大震災とオウムサリン事件があった日本の特異点のような年であった. インターネットは始まったばかりで，格安航空会社はまだ国内にはなく，本書を執筆中の平成の終わる 2018年から 2019 年の現在の日本とは異なり，まだまだ地域や情報の格差がある時代であった. 筆者は北海道の肢体不自由児施設に入職して小児リハビリテーションの世界に入った.

　その頃の小児のリハビリテーションはまだ施設収容型の医療・療育であった. 脳性麻痺のお子様が中心に入所していて，医療・教育・福祉サービスを受けながら，併設の養護学校に通っていた. お子様たちは普段，車椅子や杖，歩行器など，それぞれの身体機能に合った移動手段を使って生活していて，学校の寮生活のような状況であった. だが一方，ご両親，家族から何年も離れて暮らす場合もあり，週末に面会したり外泊したりはしていても，どこか寂しさを抱えていたように思う.

　治療の内容は，変形や拘縮といった二次障害を防ぐことを目的とした手術アプローチとその後療法がメインで，経過がよい場合には地元に帰って生活できるお子様もいた. リハビリテーションの内容は，麻痺に対する神経リハビリテーションと，手術後療法，あるいは生活技能に即したトレーニングが主であった. 新卒の理学療法士であった筆者にとっては，日本全体にこのような施設はあるのだろうが，他の地域がどうなっているのかもわからなかった. 標準的，先駆的な知識や情報の入手ルートは，先達のセラピストに尋ねる，地方都市ではあまり多くは開催されない関連講習会，あるいは時折専門雑誌で組まれる特集記事などに限られていて，まさに手探り状態であった.

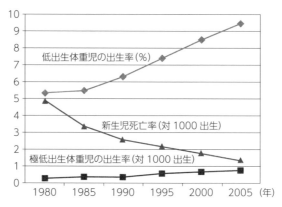

図 1-1-1　低出生体重児の出生率

厚生労働省(2008)．日本の新生児医療の現状，課題そして対策．
https://www.mhlw.go.jp/shingi/2008/11/dl/s1120-11t_0002.pdf

1.1.2 新生児医療と重度重複化

　その後，5年前後経過して，新規のお子様の障害像に変化がみられてきた．外来リハビリテーション部門や親子入院で新たに医師からリハビリテーション処方が出されるお子様は，以前は上肢を使った独特の運動パターンでアクティブに動いているいわゆる両麻痺という状態の方がほとんどであったが，年を追うごとに座るのもやっとの状態，あるいは頸定もしておらずグラグラしている四肢麻痺という状態の方が多くなっていった．そうしたお子様は当然ながら四肢や頸部の麻痺という障害にとどまらず，体幹の機能も育っていかないため，運動発達が進まず，運動障害が重度化する．床上を独特の運動パターンで動く両麻痺のお子様に対してよく行っていた，抗重力性を育てて運動の様式を効率よく換えていく，といった従来のリハビリテーションを行うことが難しい状態のお子様が増えてきた．

　対象児の障害像の変化は，新生児治療とその救命率向上に起因するということを，各種勉強会や学会などで聞くようになった．19世紀にヨーロッパで始まった新生児医療は，1940年代後半からわが国でも始まり，各地に広まっていった(小林，1998；仁志田，2011)．1970年頃から未熟児に対する集中治療施設としての新生児集中治療管理室(NICU)が各地に設置され，1985年前後から全国的に新生児の死亡率が下がり，救命率が向上している．

　近年，低出生体重児の出生数に占める割合が増えており，その比率は10%近くとなってきた．原因は特定されていないが，生命は救われたが低出生体重児として出生したお子様が増えている時期(図1-1-1)と少しタイムラグをおいて，障害者手帳等級の1級の割合が2級，3級の割合に比べほぼ倍増している(図1-1-2)．障害種類としては肢体不自由の増加が横ばいになっているのに比べて，より重症な内部障害の割合が倍増しているのが同時期である(図1-1-3)．この時期と，出生時のダメージが後遺症となったお子様が増え，筆者が勤務していた肢体不自由児施設で障害の重度重複化が始まった時期とも重なっている．

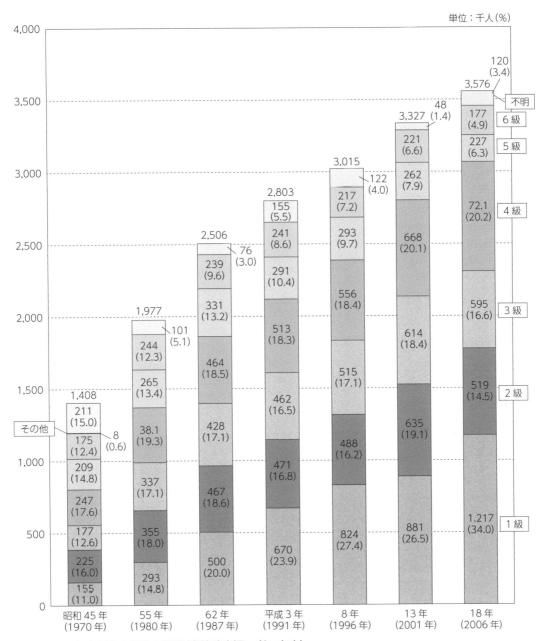

図 1-1-2 程度別障害者数の推移(身体障害児・者・在宅)

注:昭和 55 年は身体障害児(0〜17 歳)に係る調査を行っていない.
資料:厚生労働省「身体障害児・者実態調査」
平成 24 年版内閣府障害者白書(内閣府ホームページより一部改変)

　　その後現在に至るまで,医療,看護,リハビリテーション等の周産期のケア全体が
成熟し,一定の割合でリスク回避にも成功している一方,経管栄養,人工呼吸器等の
高医療依存により NICU 入院が長期化し,退院が難しいお子様が増えていて,在宅
医療の拡充が必要とされている(齋藤他,2016).
　　以前は,助からなかった低出生体重のお子様が,医療技術の発展により救命される

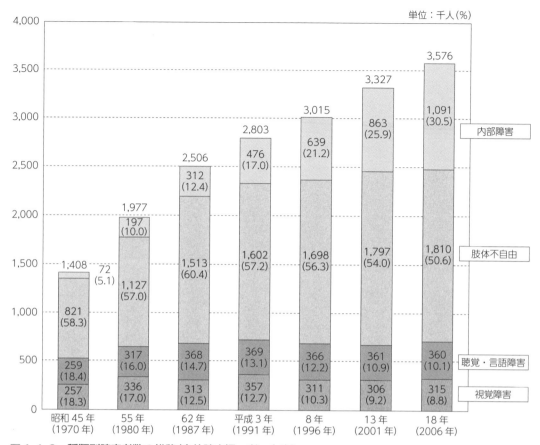

単位：千人(%)

	昭和45年 (1970年)	55年 (1980年)	62年 (1987年)	平成3年 (1991年)	8年 (1996年)	13年 (2001年)	18年 (2006年)
合計	1,408	1,977	2,506	2,803	3,015	3,327	3,576
内部障害	72 (5.1)	197 (10.0)	312 (12.4)	476 (17.0)	639 (21.2)	863 (25.9)	1,091 (30.5)
肢体不自由	821 (58.3)	1,127 (57.0)	1,513 (60.4)	1,602 (57.2)	1,698 (56.3)	1,797 (54.0)	1,810 (50.6)
聴覚・言語障害	259 (18.4)	317 (16.0)	368 (14.7)	369 (13.1)	366 (12.2)	361 (10.9)	360 (10.1)
視覚障害	257 (18.3)	336 (17.0)	313 (12.5)	357 (12.7)	311 (10.3)	306 (9.2)	315 (8.8)

図 1-1-3　種類別障害者数の推移(身体障害児・者・在宅)
注：昭和 55 年は身体障害児(0〜17 歳)に係る調査を行っていない.
資料：厚生労働省「身体障害児・者実態調査」
(出典：平成 24 年版内閣府障害者白書)(内閣府ホームページ)

　ようになったが，比例して後遺症が重いお子様が増えているとのことだった(高橋,
2009；2014)．在胎週数が 30 週以前で，体重も 800 g，600 g，400 g というようにさらに低体重化していき，重い後遺症をもつお子様を担当するようになった．さらに横文字の人名のあとに症候群が付く病名や，18，13 トリソミーといった染色体異常で以前は助からなかった命も，医療全体の進歩により救命され(古庄，2015)，リハビリテーションの対象となってきた．このようなお子様では，運動発達支援というよりは，内部疾患への対応や，呼吸や摂食，排泄という生きていくために必要な生理機能を主軸にしたリハビリテーションが必要となる．筆者が入職から数年かけて学んできた麻痺や運動発達支援の技術では対応しきれないお子様が多くなっていき，新たに内部疾患や病理学的な知識が必要とされるようになった．

　こうした小児医療・小児リハビリテーションの状況の中，筆者の勤務していた職場もそうであったが，当時，肢体不自由児施設というのは，行政の運営であることが多く，必ずしも職員定数が当該地域の患者数に応じた配置ではない場合も多かった．税や福祉により確保されている職務である性質上，人員削減という流れにはなりやすい

一方，増えることはほぼなかった．したがって，姿勢や運動機能への介入のみならず，呼吸機能，嚥下，睡眠など，日常生活を送るために必要なあらゆる能力の獲得を支援しなくてはいけない重症のお子様に対しても，リハビリテーションの頻度を増やすことが難しかった．

　また，酸素供給装置や人工呼吸器などを使用されているお子様では，本人にとってもご家族にとっても移動負担が大きく，また外出することそのものが身体にとってダメージになってしまう場合もあった．あるいは，体調を崩すと回復しにくい病態のお子様もいて，筆者もリハビリテーションの予約がキャンセルとなってしばらく経つと，亡くなったというお知らせを聞くこともあった．自分の知識や技術，対応力に問題があるのかと思い，内部疾患や呼吸器の理学療法の研修を受けて，対応や技術を工夫したが，その状況は大きくは変わらなかった．リハビリテーションの内容が悪いのか，頻度や量的な問題なのか，あるいは他の理由によるものなのかわからず，無力感に苛まれていた．のちに，訪問による小児リハビリテーションに関わるようになってから，リハビリテーションの効果は体調管理に大きく左右されることに気づいた．

1.2　法制度の変化

1.2.1 『障害者自立支援法』以後

　さらに数年経過してわが国の障害児福祉に関わる制度として2003年(平成15年)4月には支援費制度が施行され，財源等の問題から2006年(平成18年)4月に，現在の『障害者総合支援法』につながる『障害者自立支援法』へと移行した(福祉行政法令研究会，2015)．障害者の自立に向けたサービス提供ということをうたっていたが，国・自治体の財源からの支出だけではなく，新たに利用者にも応分の負担を求める構造や，給付サービスのマネジメントなど，少子高齢化社会に向け介護保険を意識し，寄っていこうとする制度設計になっており，従来の通院医療費公費負担制度や支援費制度とは異なる受益者負担の原則が導入され(岡部，2008)，法施行以降は東京など一部の地域を除いて公的なサービスを受けるには自己負担が発生することになった．公的なサービス全体も見直しがかかり，自治体から民間への運営に移行していったり，効率化ということで統合・廃止が始まった．理学療法士は社会制度の中で，困っている人の役に立てる専門職のはずであったが，このように社会構造そのものの変化に大きな影響を受けるのも事実である．

1.2.2 医療保険による小児の訪問リハビリテーションサービスの開始

　ちょうどこの頃，全国で訪問看護ステーションの事業所が増えてきて，筆者の住む北海道でも街中で看板を目にするようになった．実際は，前述の『自立支援法』関連の制度変化の10年ほど前の1994年に，『健康保険法』の改正で訪問看護の対象に小児も加わり，全ての人に在宅での医療サービスの提供が可能ということになっていた．さらに，リハビリテーション職も看護業務の中で，お子様の家に行ってリハビリテー

ションが提供できることとなり，実際に勤務している方も増えていっていた．

　筆者もこの方面で自分のできる仕事はないかと数年間考えた末，公務員として働いていた職場を退職して，民間の訪問看護ステーションに転職した．まだ，草創期であった訪問看護制度で，小児のリハビリテーションはどのくらいニーズがあるのかもわからなかった．しかし業務を開始してほどなく，どんどん問い合わせきて，あっという間にスケジュールが埋まっていった．医療機関に通院して実施するリハビリテーションでは，十分な頻度でサービスを受けることができない方や，あるいは身体的，機能的に外出による負担が大きい方の利用が多かった．

　しかしながら，再びここで問題が生じてしまう．自分の訪問できる時間枠が埋まってしまうと，新規のお子様に対応することができなくなった．訪問看護ステーションに勤務している以上，法人や経営者の方針で業務が決定されるので，人を増やしたり，自分の訪問時間をやりくりして新たに人材を育成し，部門として動いていくなどについての裁量権がない．自営もしくは経営する選択肢も考えてみたが，それには法人格が必要であり，最も短い期間で効率よく取得するためには，自分が代表となって会社を作るのがよいとわかった．1年弱お世話になった民間の訪問看護ステーションを退職し，『株式会社はこぶね』という名前で会社を設立した．その後，訪問看護ステーションの認可を取得して訪問看護ステーションからの小児リハビリテーションを提供できるようになった．

1.3　施設から在宅へ

1.3.1　トレーニングよりも休息や調整

　筆者が民間や自分で経営しての訪問看護ステーションからの在宅小児リハビリテーションを行えるようになって最初の数年は，肢体不自由児施設で行っていた小児リハビリテーションをなんとか家で行おうとしていたが，何かしっくりいかないことに気づいた．特に，施設時代に担当していたお子様を，在宅でも担当させてもらっているときに強く感じた．自分の治療技術であったり，環境面や施設で使えていた設備が使えないということもあるだろうが，確かに同じセラピストが同じお子様に行っているリハビリテーションなのに，同じパフォーマンスまで到達しないのはどうしてだろうと思った．自分自身のことや自分の子育て経験も併せて考えると，「家とはそもそもそういう場ではない」という自分なりの結論に辿り着いた．すなわち，家の内と外，ホームとアウェイが認識できているから，子どもも大人も学校や職場で頑張り，試合で結果を出し，そして家や気の置けない場所で疲れや怪我を癒やす．自宅はトレーニングの場ではなく，休息し明日への準備をする場であり，このことが能力向上を下支えしている要素の一つであることに気づいた．人はこれをまだ幼い時から生活リズムの発達の一つとして身につけていくのだというあたり前の事も，わかっていなかったことにも気づかされた．

　それからは，機能の向上を最優先とせず，体調を整えたり，痛みのケアといった関

わりや時間を増やすようにして，外出や行事でのパフォーマンスあるいは病院でのリハビリテーションでの結果を聞いていくようにした．そのエピソードでのパフォーマンスが向上していれば良しとし，訪問リハビリテーションの場面では，休息や調整も含めて，どのような準備や日常での底上げができるのかを優先した内容を行うことにした．

　重症の方の支援についても，同様に考えることができた．表面的な問題として目立ちやすい可動域制限，関節変形や非対称性の改善といった治療を優先させず，定期的に通院する日程や，行事・イベントに向けて，体調不良とならないように，スケジュールを織り込んで体調の維持や復調を行うことを優先し，それに繋がる問題から対処していくようにした．結果的に体調面の問題に関連する不快さ，苦痛が少なくなり，緊張が減少して変形予防にも繋がる場面が多かった．

1.4　リハビリテーションにおける思考モデル

1.4.1　医療モデルと生活モデルについて

　以前は医療とは，病院で提供するサービスであり，目標は治癒であり退院であった．1980年成立のWHOの国際障害分類（International Classification of Impairments, Disabilities and Handicaps：以下，ICIDH）は，障害を機能・形態障害，能力低下，社会的不利の3レベルに階層構造として分類して考え，それぞれについて治療，克服，支援などの対処を行うことで解決していこうという画期的なものであったが，同時に障害が運命論的，負の要素として捉えられがちで，障害の原因としての環境要素が入りにくいなどの批判も受けていた．また，障害当事者の社会参加がされていないことや，各階層での解決し得ない取りこぼし要素，例えば慢性疾患や進行性の疾患について十分に説明しきれない部分もあった（上田，2005）．このような，サービスの提供側が主体となって構成する思考モデルは，医療（医学）モデルと呼ばれている．

　その後，時代とともに医療も変化し，完治や根治が現実的ではない疾患であっても，体調や症状をコントロールして生活することが可能となり，医療を提供する場も病院のみではなく，家庭，地域といった生活の場へと広がっていった．それに伴い，主体は医療者であり対象である患者に提供するという視点から，主体も対象も生活者である当事者であり，目標についても退院，治癒といった明確な一点に定めるのではなく，「より良い生活」「平穏な生活」「家族と一緒に暮らしていくこと」という相対的な価値観をともなうものに変化した（鎌谷，2012）．

　こうなると，ICIDHと医療モデルでは説明がつかず，2001年にICIDHの改訂版として，国際生活機能分類（International Classification of Functioning, Disability and Health；ICF）が成立することになる（上田，2005）（表1-4-1）．医療やリハビリテーションを提供する場が病院ではなく，家庭，地域といった生活の場になり，治す側の医療者側が"最善"を尽くすことに絶対的価値を置いていた考え方から，生活の主体である本人と家族・関係者が"より良い"暮らし方を探すという，BestではなくBetterとい

表 1-4-1　ICIDH と医療モデル，ICF と生活モデル

	ICIDH	ICF
思考モデル	医療モデル	生活モデル
適した状況	緊急，病院，急性期，限定状況	生活場面，慢性期，在宅，長期療養
基本構造	階層構造	相互関係
主体	医療者	当事者・家族
対象者	患者	当事者

う考え方になっていった．この考え方は従来の医療モデルに対し，生活モデルとして知られている(杉山，2002；2003；2004)．実際の日常生活では，さまざまな事象が同時進行で流れていて，関連づけられるものもあればできないものもある．その流れの中で，影響し合うものを抽出して相互関係を理解し介入することが必要となり，アプローチは疾病ではなく継続していく生活そのものに対して行われる．生活を支える在宅リハビリテーションにとっては，情報収集，評価，治療，連携等の実践場面でも非常に有効に機能する要素が大きいとされている思考モデルが，この生活モデルである(眞鍋他，2015)．

1.4.2 在宅小児リハビリテーションにおけるモデル

　医療機関ではなく在宅で仕事をするようになり，医療モデルと生活モデルの違いについて，筆者なりに考えた．

　実際の小児リハビリテーションでは，特に医療依存度の高いお子様の在宅支援の場では，毎日が平穏に家族と暮らせる日々とは限らない．感染や環境の変化に対応できず急に状態が変化して緊急対応する場面や，入院して家族と離れることもある．また，在宅療養生活には退院という期限は存在しないが，就学，卒業，義務教育の終了，社会資源利用の年齢制限といった，時間的なリミット，重要なターニングポイントが存在する．やはりその際には，リハビリテーションの主体はあくまでお子様とご家族ということを前提としたうえで，明確な目標を設けて逆算して結果を生み出していく ICIDH と医療モデルの考え方(杉山，2004)も，時として現状打破には非常に有効であった場面も少なくなかった．

　例えば，「特別支援学校入学後は車椅子で日課をこなすことが多いので就学までには座位保持の機会を増やしていこう」「関節変形の防止のための筋延長の手術入院前には手術後固定される部位以外で動けるように練習しておこう」「高等部の教育が終わり卒業するまでには，家庭や通所のサービスで使用するのに必要な姿勢保持具や装具等の装備面を揃えておきたい」など，特異的な時間を目標にして，リハビリテーションプログラムを組み立てる必要がある．

引用文献
• 福祉行政法令研究会(2015)．図解入門ビジネス障害者総合支援法がよーくわかる本(第3版)．pp30-31,
　pp56-57．秀和システム．
• 古庄知己(2015)．18トリソミーに関するエビデンスの蓄積．日本小児循環器学会雑誌 31, 265-267.

- 鎌谷勇宏(2012)．社会福祉論に関する動学的一考察―医療モデルと生活モデルをめぐって．四天王寺大学紀要 54，157-169.
- 小林　登(1998)．成育医療とは，life stage そして life cycle からみた小児医療の未来．小児科診療 61，1057-1062.
- 厚生労働省(2008)．日本の新生児医療の現状，課題そして対策．https://www.mhlw.go.jp/shingi/2008/11/dl/s1120-11t_0002.pdf(2020 年 1 月 18 日閲覧)
- 眞鍋克博，榎　宏朗(2015)．地域・在宅リハビリテーションにおける医学モデルから生活モデルへの展開．明治学院大学社会学・社会福祉学研究 145，19-30.
- 内閣府ホームページ(2018 年 11 月 20 日)．程度別障害者数の推移(身体障害児・者・在宅)．https://www8.cao.go.jp/shougai/whitepaper/h24hakusho/zenbun/zuhyo/zuhyo2_14.html 平成 24 年度内閣府障害者白書
- 内閣府ホームページ(2018 年 11 月 20 日)．種類別障害者数の推移(身体障害児・者・在宅)．https://www8.cao.go.jp/shougai/whitepaper/h24hakusho/zenbun/zuhyo/zuhyo1_13.html 平成 24 年度内閣府障害者白書
- 仁志田博司(2011)．過去から学ぶ新生児医療―日本もかつて途上国であった．JICHA ジャーナル 1，1-4.
- 岡部耕典(2008)．障害者自立支援法における「応益負担」についての考察．季刊・社会保障研究 44，186-195.
- 齋藤悟子，齋藤翔吾，八重樫淑子，佐藤房郎(2016)．小児領域の理学療法について― NICU 入院時からの発達支援と療育指導ならびに小児がんの理学療法．理学療法の歩み 27，28-35.
- 杉山章子(2002)．医療における実践モデル考―「医学モデル」から「生活モデル」へ．日本福祉大学社会福祉論集 107，61-71.
- 杉山章子(2003)．医療における実践モデル考(その 2)―社会福祉の方法と医学モデル．日本福祉大学社会福祉論集 109，59-67.
- 杉山章子(2004)．医療における実践モデル考(その 3)―「生活」を捉える方法をめぐって．日本福祉大学社会福祉論集 110，89-103.
- 高橋秀寿(2009)．ハイリスク児に対する評価(まとめ)．日本リハビリテーション医学会・監修「脳性麻痺リハビリテーションガイドライン」p12．医学書院.
- 高橋秀寿(2014)．ハイリスク児に対する評価(まとめ)．日本リハビリテーション医学会・監修「脳性麻痺リハビリテーションガイドライン(第 2 版)」p20．金原出版.
- 上田　敏(2005)．ICF の理解と活用．pp1-14．萌文社.

第2章

在宅小児リハビリテーションに必要な「もの」と「こと」

2.1 成人と小児のリハビリテーションの違い

　　1981 年の国際障害者年に WHO（世界保健機構）は「リハビリテーションは能力低下やその状態を改善し，障害者の社会的統合を達成するためのあらゆる手段を含んでいる．さらにリハビリテーションは障害者が環境に適応するための訓練をおこなうばかりでなく，障害者の社会的統合を促すために全体としての環境や社会に手を加えることも目的とする．そして，障害者自身，家族，彼らが住んでいる地域社会が，リハビリテーションに関係するサービスの計画や実行に関わり合わなければならない」と定義した．

　　しかし，この定義は小児のリハビリテーションの目的としてそぐわない感がある．先天性や出生時前後の疾患により小児リハビリテーションを受けているお子様は，厳密には以前と比べて能力低下はしておらず，正常発達に比べると遅延があるのかもしれないが，本人のペースでの発達を遂げていることがほとんどであり，成長を促すべき小児に対して訓練という用語を用いることにも，問題が含まれる場面が多い．さらにリハビリテーションという言葉の語源とされるラテン語源の re（再び）+ habilis（適した）は，以前の状態・能力に近づけるという意味があり，こちらも小児リハビリテーションの実際を表しているとは言いにくいので，ハビリテーションという言い方をすることもある．

　　一方，療育の父といわれている高木（高取，2012；高松，1987）は，「療育とは現代の科学を総動員して不自由な肢体をできるだけ克服し，それによって幸いにも回復したる回復能力と残存せる能力と代償能力の三者の総和（これを復活能力と呼称したい）であるところの復活能力をできるだけ有効に活用させ，以て自活の途の立つように育成することである」としている．回復能力というのは，以前の状態への回復ではなく本来発達したであろう状態に近づけるという意味と解釈すると，これと残存能力，代償能力の三者の総和というのは，現在でも通用する非常に現実的なモデルとなるだろう．

2.2　制度上の特徴

2.2.1　健康保険下によるサービス

　在宅小児リハビリテーションは小児の訪問看護業務の一つとしての在宅リハビリテーションであるので，制度的には健康保険を利用したサービス提供となる．この点は介護保険によるサービスの提供もある成人リハビリテーションとの違いの一つである．

　ただ，介護保険との違いはあるものの，そもそも介護保険の設計に準じたような形になっていることが，両制度の料金体系を照らし合わせるとわかる．例えば平成 30 年度改定後の訪問看護の理学療法・作業療法の健康保険の 2 回目以降の請求額は 8,530 円，介護保険の訪問看護は 816 単位で単位あたり 10 円で計算すると 8,160 円である．医療法人からの訪問リハビリテーションでも 870 単位となっており，おおよそ同じような価格帯となっている（迫井，2018）．ここから逆算すると健康保険でのリハビリテーションのサービス提供時間は，おおむね 1 時間を相当分として想定されていると思われる．1 日あたりでは最高で 5 件前後，用務地間移動時間を 30 分程度にすると収益が確保され，事業が成り立つという解釈が考えられる．

　制度上は診療報酬が時間に区切られない，介護点数による回数の制限などがないこともあり，高収益を目指して訪問件数を 1 日上がり 7，8 件と詰め込むと，1 件あたりの訪問時間で 60 分を確保することは難しくなる．病院のリハビリテーション室のような，業務設備が整った場所で患者様に対し 40 分で行うリハビリテーションとは異なり，利用者様宅にご挨拶して入って，手洗い，うがい，バイタル測定や近況の聴取，状況把握などの準備をしたうえで，その後，評価からのリハビリテーションを行う訪問の業務形態は，どうしても時間効率は専門施設と比べて下がる傾向にある．しかしそのぶん生活の場に入るメリットがあるのが訪問リハビリテーションである．上記の段取りを端折るとサービスの質や利用者様満足度，長期的な結果は低下することは目に見えている．スケジュールがタイトになることで起こる時間の余裕のなさがセラピストの気持ちに影響し，サービス中や移動中の事故なども起きやすくなる．収益も質も職員の健康も確保したうえで事業を継続するのがマネジメントする側の課題であり，責任を付帯した義務でもある．

2.2.2　関係調整やマネジメント面

　医療保険の場合，特定疾患治療研究事業[注1]，小児慢性特定疾患治療研究事業[注2] な

注 1　特定疾患治療研究事業
原因が不明で治療法が確立していない難病のうち，厚生労働省が特定疾患治療研究事業の対象疾患として定めるもののこと．本事業は，指定難病の調査・研究，医療の確立を図るとともに，医療費助成による患者負担軽減を目的として実施されている．難病患者の増加による予算の増加，また公平性の観点からの対象者の拡大に対応するため『難病の患者に対する医療費に関する法律』が 2014 年に成立し，以後，消費税などの財源が充てられるようになった．

注 2　小児慢性特定疾患治療研究事業
小児慢性特定疾病にかかっている児童等について，健全育成の観点から，患児家庭の医療費の負担軽減を図るため，その医療費の自己負担分の一部を助成する制度．

11

ど国の補助・助成があったり，あるいは地方自治体によっては独自の助成制度もある．そのため，保険等による報酬構造が，建物でいう二階建て三階建てのような状態になっていて複雑になりやすい．当事者様あるいはご家族様からもサービス提供している側の医療職が，保険制度の中で働く側として説明やアドバイスを求められたりすることもある．主な制度についての情報は頭の中に入れておいて，わかりやすく噛みくだいてその場で答えたり，不明な点は持ち帰って調べてあらためて回答したりするなどは，制度の中で働く立場であれば重要な業務である．利用者側，提供者側それぞれにコスト意識があることで，利用者様都合と約束した到着時間，退室時間を守り，質を維持し，サービスの研鑽や向上のモチベーションにもつながったりもする．自己負担が発生する・しない，あるいは負担金額によらず納得がいくコストを利用者の方に支払ってもらうためには，こうした制度に関する知識は知っていると助かるというレベルのものではなく，必須のものであり，加えてトラブル・クレームの回避にもつながることを覚えていてもらいたい．

　現在，介護保険制度内でのケアマネージャーによるマネジメントに相当するものが，在宅小児の健康保険や『障害者総合支援法』などのサービスにはなく，サービス支援者会議についても現状の確認とサービス者相互の情報総括にとどまり，関係調整やマネジメント面にはそれほど実行力がない．今後は，身体障害，知的障害，精神保健に対する『障害者総合支援法』が，介護分野での介護保険法の制度に近づいていくことは，現在の日本の福祉制度や税収の中では予想されることであるが，具体的な流れはまだ出てきていない．

2.3　在宅小児リハビリテーションに必要な視点─サービスの本質

2.3.1　遊び中心の治療：play centered therapy

　制度的な違いとして成人あるいは高齢者対象のリハビリテーションとの違いを述べたが，さらに大きな違いとして，小児においてはリハビリテーションのサービスとしての本質が異なるだろう．

　発症までは健康を維持し社会生活を営んできた成人は，病気と以前の健康であった状態とを常に対比し，喪失した機態をとりもどし，以前の状態に戻るべきだという強い欲求を持っている．戻らねばならぬというタスクを自分に課している方も多い．そういった方は，理学療法士もしくは作業療法士が立案したリハビリテーションプログラムが，ある程度の苦痛や不快さを伴い，困難であったとしても，強いモチベーションで取り組もうとされる．苦痛，不快，困難などのサービスとしてのマイナス面も，自ら納得して受け入れてくれるという，ある意味サービス提供者側にとって恵まれた状況といえる．しかし，小児の場合はこの点が大きく異なり，リハビリテーションに対する強いモチベーションを持っているのはどちらかというとご本人ではなく家族もしくは関係者であり，本来発達したであろう健常な状態に少しでもなっていってほし

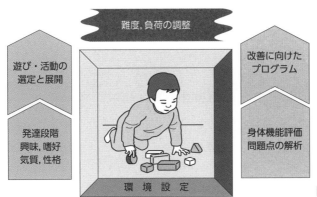

図 2-3-1　**遊びと治療の流れ**

いという強い思いがあるのも親御さんである場合が多い.

　お子様自身は，自由に室内を移動したい，自分で座って好きな玩具で遊びたいなど，それぞれ個別の生活課題に対してのモチベーションは持っているが，年齢的にまだ十分な認知活動を経験していない影響もあって，通常家族が目指す目標とはほとんどの場合違っている.　楽しく遊びたいのかもしれないし，寝たきりでいるのであれば少し自分で動けるようになりたいのかもしれないし，あるいは生理的負担があって寝ていたいのかもしれない.　立ちたいとか，歩きたいと思っているかどうかは，周りが考えてるほどではない可能性もある.

　一方，より負担なく過ごしたい，快適さや心地よさを求めたい，親しく好きな人（例えば家族）と楽しい時間を過ごしたい，などは特殊な場合を除いて，小児の普遍的な願望であったり欲求であったりする.　そこで小児向けのリハビリテーションの中では，当事者の能力に合わせたプログラムや環境の設定，楽しい雰囲気で場面への適応や動機づけを促す，遊びつつ行うリハビリテーションという考え方が非常に重要となる（図 2-3-1）.　近藤（2000）は，治療的なアプローチのポイントの一つは「運動発達を促す方向での遊びの指導」であり，「運動発達を促進することと同じくらいに大事なことは，社会性の発達である.　運動療法ばかりにかかずらって，その時期に子どもが経験するべきであること，例えば両親や友達と遊ぶことなどを阻害してはならない」と，遊びが治療の中で占める重要性を説明している.　この視点が前述の成人向けのトレーニング，訓練的なリハビリテーションと異なる点であり，またこのポイントに沿って考えれば，時には治療プログラムにおける長期戦略などがまったく変わってくる.　セラピスト側がお子様向けのリハビリテーションへのとっつきにくさ，難しさあるいは受け入れの悪さを感じている場合は，このようなリハビリテーションを提供する側，受ける側との認識の違いにより，同じ目標に向かっていくチームという関係が築けていないことが理由であることが多いように思える.　お子様との関係づくりにおいて，いわゆる子ども扱い，子どもだまし，あるいは子どもだから当然このキャラクターが好きに違いないなどの思い込みでも，逆効果になるような場面をよく見てきた.　やはり理学療法士が行うべきは評価であり分析であるので，お子様の趣向や，好きな雰囲気についても，きちんと情報収集したうえで関係づくりを行うべきである.

2.3.2 接遇とリスペクト

　一方，サービス全体のマナー，制度，病状，治療についての説明，内容についての要望や時にはクレーム等は家族，養育者から出ることが多く，子ども目線ばかりでは対応できないのも事実である．お子様本人とご家族の，最低2方向の接遇を意識している必要がある．経験してみないことにはその待遇のほどよいバランスや配分もわからないと思われるが，小児の仕事をやってみたいと思っている方が，現在，一対一での患者様との接遇が難しいと感じている場合は在宅小児では苦戦を強いられる可能性が高い．さまざまな業種向けのマナー，接遇関連の書籍などもあるので，それらを参照し少し知識でカバーする方法もある．

　しかし筆者が一番重要と思っている職業意識あるいはマインドは，「respect；敬意を払う，尊重する」気持ちである．普通に産まれても，子育ては親と子双方にとって大変な作業であり，お互いの努力と成長なしには成立しない．リハビリテーションではそのうえさまざまなハードルを乗り越え，さらなる努力をされているご家族に関わるのであるから，年齢や疾患がどうであれ，尊重し敬意を払う気持ちを一番に持ち，いつでも忘れないようにしたい．そうすることで，自然に丁寧な接遇にもなるであろうし，観察や評価，治療の選択や戦略にも，まずはご本人とご家族の生活があってのものという判断基準が明確となり，それは必ず言葉や手技にも表れ，関係づくりに活きてくると思う．いかなる業種であったとしても顧客を大切にできることで，初めてサービスのプロ足り得る．

2.4　在宅小児リハビリテーションに必要な知識

2.4.1 発達を学ぶ重要性

　先に成人と小児のリハビリテーションとの違いを少し述べたが，小児のリハビリテーションでは一般の理学療法で必要となる解剖学，生理学，運動学というリハビリテーションの基礎となる学問に加えて，人間の発達について学び習得する必要性がある．特に最近は，新生児特定集中治療室（Neonatal Intensive Care UNIT，以下，NICU）を退院した乳幼児が，直接訪問看護ステーションと連携してリハビリテーションを受ける場合もあるので，乳幼児の発達や未熟性などについて理解をしていないと十分な仕事ができない場面が多いと思われる．また，染色体異常や原因の特定されない運動発達遅滞であっても，その時点での発達が何歳何カ月くらいで，これから具体的に何を獲得するべきかがわかっているか否かで，提供するリハビリテーションが単なる姿勢や動作の反復練習になるか，それとも発達支援になるかが大きく変わってくる．

　発達の知識としてまず第一義としては，頸定，寝返り，移動，二足直立，歩行などの運動ができるようになっていくことや，知的面，情緒や言葉の発達，呼吸や生理機能の成熟について学び，流れや繋がりを因果関係として理解する必要がある．

　他にも重要なことがある．例えば脳卒中や外傷の患者は，脳のダメージの程度にも

よるが，健康であったころの運動の経験を記憶し蓄積している．それにより，回復過程では多くの姿勢や動作を想起し，モデルとして使用できる．結果，現在二足直立や歩行の能力を失っている患者さんであっても，ある程度環境を支援して，立たせてみたり歩かせてみたりすることで，目的とする動作に辿り着くために何を補えばいいかということが本人と，経験豊富な担当セラピストにもある程度見えてくる．既存のモデルと比較できることのメリットである．しかし，小児の場合，こうした通常の動作を行った時間そのものがまだない．したがってこのモデルに相当するものがセラピストの持つ発達の知識ということになる．そのように考えてもらうと，いかに発達の知識が重要かが想像できると思う．

　また発達とは，形成的運動ともいえる．乳幼児と成人の身体は，頭部があり，体幹があり，四肢が付いているという基本構造は同じだが，プロポーションや形状が大きく異なっている．身体とは生得的なものではなく，後天的に個人の習慣や運動，嗜好により形作られているということがわかる．言い換えれば，歩行してきた身体は歩行という運動に適した重心構造やプロポーションを持っていて，運動時であっても，静止時であっても安定を目指しやすい．しかし，形成的運動を経験していない小児は，設定的に不利な状態で運動を習得していかなくてはいけない．

　以上のように，小児リハビリテーションの実施や日常での支援のあらゆる場面において，非常に重要な基礎知識となるのが発達の知識である．発達の知識とは単に運動発達のマイルストーンを丸暗記したら役立つというものではなく，頸定，寝返りといった運動が可能となり，それが成熟してから次の運動が出現してくる発達の流れや意味を考える必要がある．それにより身体が変化して，生理機能や知的な発達とも相互に影響しあったりすることを，しっかり理解することで，しだいに在宅小児リハビリテーションを考える幅や自由度を広げていくことができる．セラピスト自身が実生活で子育ての経験があったり，これから親族や知人の子育てを見る希少な機会があるのであれば，もう一度発達の専門書籍を手にとって読まれることをお勧めする．

　ただし，後ほど治療の各論的な部分でも言及するが，あらゆる小児のリハビリテーションが正常発達を目指すべきという意味ではないことを強調しておきたい．

2.4.2　器具・装備面のチェック

　前章で，在宅と施設でのリハビリテーションとの違いとして，在宅ではハイパフォーマンスより休息や調整を優先したほうがよいことについて述べたが，そのほかにも在宅と施設の違いとして，留意すべき点に器具がある．

　筆者は在宅小児リハビリテーションに関わるようになったことで，肢体不自由児施設で勤務していた時期には想像もしていなかったことに気づいた．それは作製した姿勢保持具や立位トレーニング用の立位台などが，あまり家庭では機能しておらず，逆に場所ふさぎのようになっていることが多いということである．いったん使用しなくなると，成長が続くお子様の身体には適合しなくなり，使用できない状態となってしまう．

　そこでご家族に了承を頂いてから，その時のお子様のサイズに再設定すると，家庭環境でも施設で行っていた立位や座位姿勢でのリハビリテーションが再現できるよう

になった．高額な本人用オーダメイドの器具が機能していない状況から再び使用できるようになることは，日常生活のスケジュールに織り込んで使えるのでさまざまな面で効果が大きい．例えば，立位台のような器具があった場合にはただ単に乗せて立位をとるのではなく，乗せる前には，股関節や脊柱を伸ばした身体のアライメントを他の姿勢でも整える，足の裏には圧迫される感覚を入力する，下肢や体幹〜頸部にも少しずつ負荷がかかるようにして筋力を発揮する場面を作るなど，お子様の身体の設定を立位に向けて整えるような治療プログラムを配置して全体の流れを作っていくと，訪問リハビリテーションそのものの効果も高い．さらに訪問ごとに繰り返すことで，毎回少しでも機能的な姿勢，肢位で適合するように微調整していくことができ，ホームプログラムの継続などにもつながりやすい．そうした対応をしているうちに「座っている様子を見てほしい」とか「サイズが合ってるか確認してほしい」と言われたり，作製した施設からの「家庭での適合状態を確認してほしい」という依頼もあった．

　また，装備面として装具にも目を向けてみると，訪問では普段使いでの適合や皮膚とのあたりの調整なども時間をかけてチェックすることが可能である．例えば，現在は修理で対応可能であるとか，今後サイズが小さくなる時期を想定し，それ以前のいつくらいに更新に向けてのアクションを行うとよいなどのアドバイスを非常に細かく行えるので，時間や手間のロスを少なくできる．

　このような器具，装備のチェックは在宅ではとても有効に機能するので，家庭に入る専門職としては，必須に近い作業であると思う．またご家族にとっては，装具などは未知の知識や技術である場合が多く，すぐに意見を求めやすいのは家庭に訪問している専門家であろう．

　装具については，特に訴えがなくても締め具合や皮膚とのあたりなどをリハビリテーションの最後に確認するようにして，事前に察知するようにしていくとよいかと思う．器具，装具のチェックポイントを表2-4-1にまとめる．ただ，日々技術革新がなされている現在，流通したり運用されていたりする装具や車椅子に行う補完的な技術について情報収集が必要だろう．特に，施設勤務の経験が少ない場合は，こうしたものの実物を見学したり，研修を受けることも必要であろう．

2.5　画像を見る重要性

　通常，独立した営利法人としての訪問看護ステーションでは，訪問看護業務を行ううえで脳画像やレントゲンの画像を見る機会はほとんどない．だが在宅であっても小児のリハビリテーションの対象疾患には，骨の成長や脆弱性，身体変形の進行状況，肺組織の状態や痰の貯留，脳組織の発達や受傷の状態などを画像で確認する必要があるものが多い．これらの画像と，実際の身体の外観や，運動発達の状態，実際の生活状況との照らし合わせを行ったり，家族に説明して現在の病識を高めることは，治療経過の中でとても重要であり，重要性は病院，施設における場合となんら変わらない．筆者のように病院勤務からキャリアがスタートしたセラピストは，その重要性を

表 2-4-1　器具，装具のチェックポイント

座位保持装置

自力で座ることが難しい場合にも，食事や経管栄養の注入，学校での授業，移動等座る必要のある場面は数多く，必要度は高い．身体の形状を採寸して，既製品を改造したり，さまざまな素材を組み合わせて作製する．キャスター車輪がついて簡易に室内移動が可能なものが多いが，さらに高性能な車輪や軽量な構造により移動機能を高めているバギータイプのものもある．	荷重状況，足部のズレ，空きスペースや荷重の均等さ，集中状況，背面の熱の集中，側弯，生理的なカーブ，凹凸との適合，ベルト，パッドは適正位置か？姿勢アライメントは崩れていないか，骨盤位置のハマり，座骨への刺激による体幹抗重力性の向上，足先や手先などの突出しやすい身体部位は保護されているか？ベルト長さは適正か？

腹臥位クッション（保持装置）

可動域制限や身体の発育，力的な問題で腹臥位を取ることが不可能な場合でも，体位交換や腹臥位姿勢そのものの効果を活かして治療したり，生活時間で使用したい場合に作製する．	・痰の状況 ・酸素飽和度や心拍数，呼吸数の変化（短時間と長時間の経過を追う） ・胃ろうボタン ・気管カニューレなど突起物への配慮（除圧やくり抜き） ・口，鼻，気管カニューレなどの気道の確保 ・体の変形，非対称にあった形状か？ ・接触面への荷重 ・加圧状況 ・楔クッションなどを用いて全体の傾きを調整できるか？

立位台

全体に前傾姿勢で作る prone board と呼ばれるものと，後傾して背臥位に近い姿勢から立ち上げられる supine board というものがある．	・安全にベルトが締められているか ・全体の姿勢アライメントの印象（対称性，重錘線とのズレなど）から入り，両足底それぞれへの荷重状況（浮いたり横にずらせると荷重されていないなど） ・膝パッドの位置（膝蓋骨より下〜脛骨粗面くらいが適正） ・股関節の伸展（屈曲拘縮の）状況 ・骨盤の前後傾や左右傾斜 ・下肢全体の伸展状況 ・脊柱の状況（円背，過前弯などはしていないか） ・体幹ベルトは腋下〜胸椎を通過しているか ・上肢はフリーで使えているか ・カットテーブルが挿入可能なものであれば，高さや固定状況など．

歩行器

さまざまなタイプのものがあり，比較的小さいお子様や厄住場所にスペースがあれば家庭で運用している場合もある．	・安全にベルトが締められているか ・全体の姿勢アライメントの印象（対称性，重錘線とのズレなど） ・下肢は接地できているか ・交互屈伸して力が入りやすい調整がされているか ・シートがあれば適合状況 ・座骨より上の抗重力伸展 ・ヘッドコントロール ・視覚トレーニングや音の定位など

装具

病気やケガなどにより身体の機能が低下したり，失われたりした際に，その機能を補ったり，患部を保護，サポートするために装着する．下肢，上肢，体幹装具などがあるが，小児用装具は，作製した時点から，時間経過や装用により体が成長し不適合（サイズアウト）になるという要素がある．なるべく，成長度合いや予後を予測して，仕様やサイズの決定をするほうが長く効果的に使用できる．	皮膚へのあたり，発赤の状況，皮膚のトラブル，発汗の量，ベルトやマジックテープの損耗，革の硬さ，足底や接触面の摩耗状況（穴はないか），縫製の状況，表情，痛みの有無

理解したうえで在宅では見る機会が少ないと感じているだろうが，今後はセラピストとしてのキャリアが，在宅から始まる新卒セラピストも増えていくと思われ，そのセラピストには画像を確認する習慣や意識が育たない可能性がある．今後は，できれば画像を確認できるような医療連携の仕方などを工夫していく必要がある．在宅と連携して患者様を担当している病院側も，資料として画像の共有に協力していただけると，その患者様の在宅でのケアだけではなく，在宅セラピストの育成にも役立つ．カルテ開示などの手続き上のことだけではなく，もっと簡易な形で，例えば退院の連絡書に画像写真を添付してもらえるとか，なにか閲覧のハードルを下げるような共有方法を一緒に考えていただけると在宅の医療が充実し，地域の力も育っていくのではないかと切に思う．

2.6　他職種，他業種との連携

　訪問リハビリテーションでは，基本的にセラピスト単独で訪問しサービスを展開しなくてはいけない性質があるので，他職種との連携において，業務を行う場面にいるのは同じ事業所の同僚であることは少なく，さらには職種が医療職種やリハ職であることも少ない．同じ職種が同じ空間で業務を行うことが多い病院と比較すると，この孤立性が高い職場環境が在宅リハビリテーションの大きな特徴であり，それが普段の業務，マネジメントから，育成，キャリア形成にも影響している．

　理由としては，制度設計上，通常同じ事業所からの同一日の算定が難しいからである．一方，他の事業形態のサービスである介護職や通所事業の送迎担当の方と，同じ時間に訪問に入って，引き継ぎや申し送りのようなことをしたり，あるいは利用者様の希望でトランスファーの練習などを一緒に行う場合もある．また，一方の専門性について質問があったり，指導するという場合もありうる．したがって在宅小児のセラピストは，他業種，他職種，あるいは他事業所とのオープンな関係づくりができることが重要である．主な接遇対象であるお子様，ご家族はもちろんのこと他の事業所の方にも初対面時には名刺を渡し，名前を憶え合って，そしてより親密に，時には相談したり受けたりというような場面も必要となってくる．

　また，もし病院や施設で同じ患者様に関わるセラピストがいたとしたら，ご家族の求めに応じて情報交換や連携などをする必要が出てくることも想定される．ただ，たとえ部分的にでも家庭生活の中に入って仕事を行うということは，そこで得た情報のほぼすべては個人情報と考えたほうがよい．したがって，情報交換や連携は，個人情報の流出と紙一重である．ご家族には，交換する情報の範囲を明らかにし，その必要性を認めてもらってから，承諾をいただくという手順を踏むことで，信頼を損ねないように心がけるほうがよいだろう．また，学会や研修での情報の使用については，さらに文書で明記して残すことも必要と思われる．

　リハビリテーション職の従事している人数が少ない小児の場合，在宅と施設で連携した場合，お互いの経験や職業練度に差があることがある．職業人としてのマナーや

実際に得られる知識や治療上の助言についても差が出てくると思われる．そうした場合，お互いの担当業務にとっても，小児リハビリテーションのサービス全体の向上にとっても，練度の高い側が低い側を導くような関係性が必要である

　特に単独で行動する機会が多い在宅小児の仕事の場合，訪問セラピスト一人ひとりが職場の顔であり，地域の顔になっていくような意識づけが望ましいと思う．まだまだ発展途上の業界であるので，将来はぜひその地域のコミュニティを牽引していってほしいと思う．

2.7 生活の流れとリスク予防

2.7.1 体調を支援するリハビリテーション

　新生児や重症心身障害児の在宅リハビリテーションの仕事に関わるリハビリテーション職や職場スタッフが，「小児は怖い」というのを耳にする．ハイリスク児であり，専門的，あるいは実体験に基づく知識が足りない，緊急な場面に遭遇したときの対処法がわからない，治療が難しく良い結果が出せていない，といったことが，この「怖い」という表現になってくるのではと思う．筆者自身も最初に訪問が始まった時には怖い思いもした．知識も足りなかったし，技術も拙劣であったと思う．なんと言っても，医師，看護師あるいは救急救命士等に比べ，理学療法士の養成校での基礎教育では，緊急時の簡単な対応を習得するのみで，重症である方の場面を想定しての対処法をしっかり学ぶ機会はなかなかない．卒後，そうした知識を求めて，病院や良き指導者に出会い習得していくか，あるいは自分自身の失敗を深く反省し，トライアンドエラーによって課題にぶつかりながら成長していくしかないが，相手がお子様であるがゆえ，可能なかぎりリスクを避けたいところである．

　そういう「怖さ」も完全には消えてはいない状態で，最初の数年間在宅の仕事をしているうちに気づいたことがある．体調の増悪や急変というのはそれ単独で起こっていることは少なく，なんらかのサインがその前に表れるということ，姿はハインリッヒの法則のような因果関係が実際の事象に当てはめ得るということがわかってきた．つまり体調急変の前のサインを蓄積していくことで，次の展開がある程度予想できる．必ずそうなるというわけではないが，こうなる可能性もあるということをスタッフ同士で共有したりご家族に伝え，事前に対処するということもできる．例えば退室前に，「このあと，熱が上がるかもしれませんね．水分を多めにとりましょう」とか「時間内に排痰するように努力しましたが，動きにくく残留している部位もありますので，気をつけて加湿と体位変換してください」などと伝えておくことが大事である．特に訪問リハビリテーションの場合は，体調がよいと判断される時にも訪問しているので，一定期間担当する中で体調が悪くなる流れを繰り返し体験し，情報を積みかさねていくことができる．例えば発熱，脱水などの明らかな増悪症状の前に，やや疲れ気味になるとか食が細くなるとか，あるいは痛そうな反応や表情だとか，普段から接している頻度が多いゆえの情報収集ができる．筆者も，そうした情報を，体調が良い

表 2-7-1 体調急変前のサインの例

バイタルサイン	聴診・触診	聞き取り情報	外観の評価	反応性
・体温 ・酸素値 ・心拍数 ・血圧	・肺雑音 ・腸動音 ・心音の整・不整 ・皮膚温度 ・発赤，熱感，腫脹など	・睡眠・覚醒，排便，食事，水分摂取などの状況およびリズム ・痛がったりしたエピソード ・発作回数	・覚醒状態・目の輝き ・顔色 ・皮膚の状態 ・ぐったりさ ・姿勢の崩れ ・左右の対称性	・表情の変化 ・行動の迅速さ ・応答への呼びかけ ・全身の筋緊張

時，悪い時，平常時といった段階づけを意識しながら収集することで，自分や家族の警戒度を高めた介入も可能であることが経験を重ねるうちにわかってきた．どうしても低頻度の介入にならざるを得ない，肢体不自由児施設の外来リハビリテーションを行っていた筆者にとって，定期的かつ高頻度で入れる訪問リハビリテーションは，体調管理をするうえで，とても優れた仕組みだと思えた．

2.7.2 前回と今回，今回と次回の訪問をつなぐ

そのためには，とにかく記録を残すことが重要である．前回の訪問からの変化の聴き取りや現在の体調を記録する．行った治療介入と変化，および次回行ったほうがよいことやアイディアも記録し，前回の訪問と今回の訪問，そして今回の訪問と次回の訪問を繋ぐ流れを作ることが，訪問リハビリテーションの体調管理ではとても重要となる．その日その日の単発の施術が訪問リハビリテーションではなく，お子様を中心とした複数のサービスチームや所属する事業所の体制の中で，記録を残し，お互いにバトンの受け渡しをしながら体調管理を行い，健康な日常生活を提供する．

参考のため体調急変前のサインの例を表 2-7-1 に挙げておくが，重要なことは観察と記録である．前述の家の内と外でのパフォーマンスのオンオフなども含めて，利用者様の明日への活力をつくるのが在宅小児リハビリテーションである．

2.8　天気や季節・災害対応に関して

2.8.1　体調と天気や季節との関連

このように，体調を支援する在宅小児リハビリテーションの経験の中で，体調と天気や季節との関連を強く感じた．特に重症心身障害の場合，自分の体温を調整するための中枢である視床下部等にダメージがあると，発汗や循環を調整する機能に問題があったり，あるいは熱を産生するための筋肉の量と活動が非常に少ない(西村他，1991；1992)．室内の気温が暑かったら暑いし，寒ければ寒いというように体温も変化してしまい，恒常性が保たれていない(田中他，1978)．また，そのことにより，心拍，呼吸数，水分，体温調整などの機能にかなり負担がかかっていると思われ，体力を消耗している．さらには，そのことを周囲や介助者に訴えることも苦手なのである．気温が，前日比で 5°以上下がったりする日などは人体へのストレスが大きいといわれ

ており(村山, 2009；2012), 筆者の経験でも前日と比べての温度がそのくらい大きく変化した日は複数の訪問先で, 肺雑音が著明であったり, 痰が貯留していた. ご家族からの排痰の希望が出ていたりして, 分泌物を体外に排出するような理学療法を終日行っていた.

このことは, 他の気象要素, 例えば, 湿度や気圧にもあてはまる可能性がある. 特に筆者が訪問事業を展開している北海道では一年を通して低湿度であるため, 痰が乾燥して流動性を失って粘稠の状態になる. また気圧というのは空気の重量である(村山, 2009；2012)ので, 抗重力性が十分に発達していない重症心身障害の方にとっては, 身体部位への圧力や重量負担を感じるのではないかと思われた.

このようなことを推測していくうちに, そうであれば前方視的に考え, 季節が進んで冬になっていく時には, あらかじめ気温の低下については加温や保温, 乾燥に対しては加湿や水分摂取といった対策であったり, 体の負担を考えて休息に重点をおく, あるいは体調が良いようなら抗重力姿勢などを行って筋活動を促進しつつ体を温めるなど細やかに対応したところ, 体調を崩すことが減少していった. 前述の「流れの中の訪問リハビリ」を考えることとも共通するが, 時間の流れを意識しさらに, 未来予測的に季節対応も行うと, より効果的に体調管理を支援できると実感している.

2.8.2 災害など不測の事態への対応

ただ, これらはある程度予測が可能なことだが, 不測の事態というものがこの世にはある. 昨今, 日本に大きな災害や異常気象の頻度が高まっているように思われる. 在宅酸素や高医療依存の方にとっては, やはり普段からの脱出方法や移送手段の確保や確認, 電源や熱源の確保, 食料, ガソリンなどに加えて, 酸素ボンベや携帯型の加湿器, 吸引器等も必要となる. 普段の業務スケジュールの中にも, 点検日や訓練日を設定することも必要である.

引用文献
- 迫井正深(2018). 「平成 30 年度診療報酬改定の概要」厚生労働省ホームページ. https://www.mhlw.go.jp/file/06-Seisakujouhou-12400000-Hokenkyoku/0000197979.pdf(2019 年 6 月 15 日閲覧)
- 近藤和泉(2000). 脳性麻痺のリハビリテーションに対する近年の考え方と評価的尺度. リハ医学 17, 230-241.
- 村山貢司(2009). 健康気象学入門. 日東書院.
- 村山貢司(2012). 体調管理は天気予報で!!. 東京堂出版.
- 西村正明, 西村悟子(1991). 重度重複障害児(者)における体温調節障害. 脳と発達 23, 240-246.
- 西村正明, 西村悟子(1992). 重度重複障害児(者)における体温調節障害. 脳と発達 24, 54-59.
- 髙取吉雄(2012). 肢体不自由児の療育—三人の夢. リハ医学 49, 67-72.
- 高松鶴吉(1987). 療育と教育の接点を考える. リハビリテーション研究 55, 18-22.
- 田中和彦, 伏木信次, 大下和子, 金森恵子, 助田泰代(1978). 重症心身障害児の体温調節能について. 医療 32, 783-787.
- 吉野正敏, 福岡義隆(2002). 医療気象予報—バイオウェザー・病気と天気の不思議な関係. 角川書店.

参考文献
- 原田龍彦(1999). 人はなぜ天気に左右されるのか. 河出書房新社.
- 厚生労働省ホームページ. 「難病対策」https://www.mhlw.go.jp/stf/seisakunitsuite/bunya/kenkou_iryou/kenkou/nanbyou/index.html(2019 年 6 月 15 日閲覧)
- 厚生労働省ホームページ. 「小児慢性特定疾病対策の概要」https://www.mhlw.go.jp/stf/seisakunitsuite/bunya/0000078973.html(2019 年 6 月 15 日閲覧)
- 高橋秀寿(2014). ハイリスク児に対する評価(まとめ). 日本リハビリテーション医学会・監修「脳性麻痺リハビリテーションガイドライン(第 2 版)」p20. 金原出版.

第**3**章 実際の訪問業務の組み立て（準備，契約，記録，医療請求など）

3.1 訪問に行く前の準備―事前情報からの資料収集

　小児リハビリテーションの対象の疾患は，脳性麻痺やダウン症候群といったよく知られた疾患もあるが，例えば○○症候群といった，初めて聞く疾患もある．訪問の担当を任される場合に，聞き覚えがない未知の疾患の担当になることに非常に抵抗感を覚える方もいるかもしれない．ただ，昨今はインターネットでの疾患検索が可能であるので，誰でもどこででも難病や希少疾患の情報を入手できるし，厚生労働省や各種医学会などのサイトには，信頼できる情報が記載されているので，まずは参照されたい．ただし，あくまで医療情報であるので，リハビリテーションについての情報，例えば評価のポイント，プロトコルなどは見つからない場合もあるかと思う．現在は，医療文献検索サイトもあるので，発表された文献のバックナンバーを購入したり，図書館などに行かなくても文献資料を疾患名で検索できて，短時間に必要な情報やこれまでの治療経過を集めることができて，非常に参考になる．こうしたサイトの多くは有料であるが，PDF ファイルの形で無料公開されている文献もある．有料のサイトに登録したり，使える状況ではない場合もあるかと思うので，印刷してじっくり読めるという点でとても助かる資料となる．あるいは，そうした内容が記載されていても他職種向けのものであったり民間療法的な情報が公開されているものもあるが，医療職であり国家資格を持つセラピストであれば書かれている内容を鵜呑みに信じてしまうこともなく，情報の取捨選択は可能と思われるので，必要に応じて参照してもよいかと思う．その場合は，字面を追うだけではなく，きちんと腰を据えて読めばよい．また，当事者様やご家族様が作成されているブログやサイトには，生活されている実際の様子や訪問スタッフとのやり取りなどについて記載されていることもあり，それらは在宅のセラピストにとっては有効な情報にもなるだろうし，医療を受ける立場側の気持ちがわかる良い機会になることもある．

　また，もちろんこれも当然行われているだろうが，主治医からの指示書や，リハビリテーションの依頼文や退院カンファレンスの資料などが入手できていれば，これをしっかりと読み込んで，現在の生活年齢を基に発達レベルを確認しておくのも有用である．年齢相応の情緒の発達や欲求もあるので，相応しい遊びや活動を考えておく．初回に役立てなくても，だんだんと発達と年齢との付け合わせが蓄積されていくことで，いわゆる子ども慣れしていくし，そのことが訪問時の緊張感を和らげ，さらにリラックスして楽しい時間を作れるようになる．

　筆者が入職した 20 数年前と比べて，現在はその名を聞いたことがない，未経験な

疾患をもつお子様の担当となったとしても，訪問する前に下調べや準備できる手段がいくつもあるので，ぜひ利用してもらいたい．

3.2　新規訪問時のインテーク（事前面談）や契約手続き

　初回訪問，あるいは初対面で契約手続きを進める場面では，制度説明，契約書の作成，保険情報や使用する地域や医療の制度の確認や，あるいは希望する利用形態や時間帯の確認を行うなどの作業が続くだろう．なるべく効率よく説明して，お子さんの評価に入りたいが，業務上これらの作業も大変重要なので，この説明をしっかりできるようにしておき，質問にも回答できるようにしておく必要がある．重要書類は情報に目を通しておくだけでは，現場でのやり取りで緊張してしまう場合もあり，不十分である．なかなかその場にあった言葉が出てこなかったり，当然知っていることのはずなのに，聞かれるとうまく答えられない場合もある．一度でもよいので，事前に声出しして説明の練習をしておくとよい．

　また，記入してもらう書類が多すぎて，時間が掛かりそうな場合は，優先的なものを除いて後日回収させてもらうのも有効である．

3.3　衛生面の管理

3.3.1　手洗い・うがい

　他の医療と同様に基本的に訪問リハビリテーションも「No harm」という考え方が重要である[注3]．自分が介入した結果，お子様が不衛生になったり感染したりといった悪い状態にしては意味がない．対象者に接触してサービスを行うわれわれセラピストは，手の清潔に留意しないと，自分が媒介物となって感染を助長してしまう恐れもある．したがって，入室時には正しい手順に沿って手洗い・うがいを行う，マスクをするなど衛生面に気をつける必要がある．手洗い時には，持ち込んだハンドソープで手洗いを行うのが安全であるし，ハンカチやタオルよりはペーパータオルで水分を取るほうが清潔である．もし洗面所や水場がない環境やタイミングであればアルコール剤で応急的に消毒を行う．

　うがいの効果については賛否両論あるが，インフルエンザの他にもさまざまな細菌，ウイルスが世の中にあり，抵抗力の弱い在宅療養されているお子様には注意してしすぎるということはない．マスクに関しても同様で，感染要注意の方に対しては，

注 3　「病院にまず第一に求められることは，患者に害を与えてはならないということです．
　　The very first requirement in a hospital is that it should do the sick no harm.」という言葉から引用．
　　フローレンス・ナイチンゲール Florence Nightingale の言葉とされている．

可能なら予防的に装着したほうがよいだろう．特に電車や交通機関で移動し訪問する形態だと，途中でかなりの人数と接触，または同じ空間で過ごしてから訪問することとなる．事業所単位でも対策が必要かと思われる．

3.3.2 身だしなみ・着がえ

　身だしなみなども注意しなくてはいけない．指定制服の有る事業所であればそれを着用するが，服装が個人に任されている場合もある．公衆の場である施設において関わる医療者と違い，利用者様の生活の場に入ることで不快な思いをさせてしまうような格好は避けるべきであろう．どんな格好をしてもサービスがよければよいという考えもあるだろうが，実際は自分の仕事を減点されていると思ったほうがよい．もし，自動車等で訪問できる環境であれば，1着ぐらいは靴下や着替えを車両に用意しておくとよい．例えば，訪問先の利用者側から感染していたと報告があったが，そのまま直ちにリハビリテーションを中止できない場合などに有効である．もちろんその後のスケジュールを組み替えるなどしてなるべく二次感染を抑えるような対処がよいと思うが，その際も出先で着替える必要が生じるかもしれない．また，床が汚染されているような御宅では，靴下の交換が必要となる．退室時にもできれば手洗い・うがいを行ったほうがよいが，移動時間の都合でできない場合は，先程のアルコール消毒を行うとよい．

3.4　バイタル・ボディーチェックと評価

3.4.1 バイタルチェックとボディーチェック

　在宅リハビリテーションの場合，身体機能の評価や動作分析よりも前に，バイタル測定やボディーチェックを行うことが多いかと思う．実際に，これは非常に重要であり，普段から体温，酸素値，血圧，心拍・呼吸数や外観の状態を記録しておくことで異常に気づくことができる．加えてお子様の場合は，特に家族からの情報収集において，前回の訪問後からの体調の変化を聞き取ることも有効である．時間の経過を話の流れで確認できるし，ご家族にも体調を把握し，チェックする習慣が身につくからである．これらを確認したのち，セラピストから見たリハビリテーションの中でのパフォーマンスや，身体の状態，調子の良さ悪さなども付け合わせることで，その時点での身体能力に見合った負荷の運動を考える事にもなる．

　お子様のなかには屋内外で，訪問リハビリテーション以外にも，さまざまな医療，教育，福祉のサービスを利用している方もいる．1日で複数のサービスを受けている場合は，例えばトランスファーの際に体をぶつけたり筋を痛めたり，ひどいときには骨折や捻挫などの受傷をしていた場合も，どこで受傷したのかわからないということが生じる可能性がある．訪問でリハビリテーションを行っている際に受傷を発見した場合，その不明な受傷起点のリストに在宅リハビリテーションも入ってしまう．できれば事前にボディーチェックをしておくことで介入時に受傷した可能性を消すことも

できる．家族に「どこか痛そうにしているとこはなかったですか？」とたずねたり，いつもぶつかりやすく怪我をしやすい部位（例えば足先，足首，膝，指先など）はしっかりチェックしておくべきである．

3.4.2 リハビリテーション評価

　リハビリテーション職を最も個性化している要素として，評価がある．理学療法の中での評価という言葉はさまざまな定義があるが，一つ引用すると「患者の機能の程度や潜在能力を図ることをいうが，医学的なものの他に，精神・心理面や，社会・経済学的な面など，患者を取り巻く総合的な情報が含まれる．これに基づいて問題点や治療目標，訓練計画が立てられる」とある（奈良，1991）．また「広義の理学療法評価とは，障害を持っている患者のすべてを把握することである．患者が，「どのような環境で生活をしているか」，「どのような性格，人間性で，家族と生活しているか」のように，その人が「生活」する方法を把握することである」ともある（鈴木他・編，2004，p150）．

　リハビリテーションにおける評価は疾患を判断する医師の診察，診断とも異なるし，臨床検査ともまた異なるものである．理学療法には数多くの評価法や検査バッテリーもあるが，「理学療法における評価は治療と並ぶ大きな柱であるが，これらはここに独立したものではなく，相互に深く関連している．臨床の場で，特に中枢神経疾患に対する理学療法においては，評価と治療を一体化してとらえる傾向が強く，評価表や何らかの検査バッテリーを用いた評価を治療と独立しておこなう機会は少ないかもしれない．…（中略）評価というものが，1つの検査バッテリーや評価表で完結されるものではなく，より多面的に広い視野をもって，かつより詳細に行われるべきことを意味しているのである」（同書，p321）とあるように，具体的ないくつかの検査の結果だけではなく，全身の状態や受傷あるいは評価起点前後の流れ，訴えなどを総合して，どうしてそのような事象が起きているのかを明らかにしていくことで，今後の介入の方法や精度を高めていく非常に重要なプロセスであり，リハビリテーション職の重要な専門性の一つである．引用したのは神経・中枢のリハビリテーションの書籍からであるが，小児分野とは重なることが多いので参考になるかと思う．お子様が家族と生活し成長する場である在宅で行うリハビリテーションの評価は，疾患や機能低下だけではなく，どのくらい生活も包括して把握していけるかが，サービスの質にも直結するだろう．

3.5　記録と報告書の作成の重要性

　前章の「2.7 生活の流れとリスク予防」の節でも述べたが，訪問業務の中には毎回の訪問記録や報告書の作成が含まれる．職場から書式，書き方等の指示がある場合もあり，普段の訪問業務の合間をぬって書類を書く時間を捻出するのに苦慮されている在宅セラピストは多いだろう．

　しかし，よくよく考えると，ほぼ全てのリハビリテーション職には，記録業務が付帯しており，実地で患者様にサービスを行うのみが仕事という専門職はいない．他の

医療機関やサービス事業所への添書や，会議資料の作成を行うこともあるし，逆に外部からの資料要請がある場合もある．訪問事業については，全ての担当している利用者の報告書・計画書の作成といった月に1回の定期的業務のほか，他の事業所と契約した場合には，情報共有のための書類作成の機会もあるだろう．したがって，平素からの記録は非常に重要である．ここに挙げただけではなく，他にもさまざまな書類作成業務を行っているセラピストもいる．

　さらには，職能としてのトレーニングの中にも文章を作成する機会がある．自己研鑽や職場内の研修システムによる各種勉強会や，先輩や上長による育成においても資料作成を求められる機会はあるだろうし，地域や全国レベルでの学会発表や論文の執筆をする人もいる．

　そこでここでは，書くことについて積極的に考えてみたいと思う．

3.5.1　概念化して記録する

　リハビリテーションの中の動作の観察や分析は，実際にその場で起きている現象について行うものである．また業務上，日々の治療経過を記録することは，具体的な変化を追っていくことになる．一方，現象を言葉にすることは概念化の作業である．記録や資料作成，発表についての作業は，すべて実際に起きた現象を概念化していることになる．このように実地で現象面に関わる作業と，概念上の作業が異なっていることが，多くのセラピストを悩ませているのではないかと思う．だが実は，リハビリテーション職の技能を上げるには，この概念化して記録する作業が，非常に重要である．起きていた現象というのは，人の言った話を書き起こすのと違い，言語化しにくいものである．だが言語化しにくい現象面を概念化することで，起きたことを整理して重要な事象に優先順位付けを行い，重要なポイントを抽出するトレーニングになり，しだいに着目するポイントが洗練されてくるようになる．そしてさらに，このポイントを使って評価し，分析して治療の組み立てを行うことで，概念操作ができるようになる．そうすると，これから行う治療のシミュレーションや効果予測，あるいは修正や微調整，さらにはどのくらいの時間で変化が出せるかがわかるようになる．予想できる範囲が拡大することで，治療上のリスクも想定できるし，小児リハビリテーションではとても重要なことであるが，成長に伴う予後予測が立てられるようになる．時間とともに経験を有効に蓄積し，こういう状態となっていくことを技能が向上するというのである．それこそ，長年にわたるたくさんの記録や，資料作成，発表や論文等がその礎となる．目的を持って記録を行うことで，必ずセラピストの治療結果には変化が出てくる．

3.5.2　学術活動につなげる

　記録を積極的に活用するためには，例えば日々の業務で定期的に評価バッテリーを使うなどして，治療の反省を含めて考察を行い，次回の治療で行う内容を書き出しておくとよい．書き出したものを職場内で行う症例検討やカンファレンスの資料の材料とする．さらには，これを素材に地域での勉強会や研究グループに参加して発表を行う．そうした発表を叩き台に，全国レベルの学会や雑誌への論文投稿を目指す．最初

から大きな舞台を目指すのではなく，少しずつステップを上げて挑戦することで，自分自身のキャリアを作っていくような年間のスケジュールを組む．1 年間での計画が大変であるならば，2 年計画のペースでもよい．必ずなんらかの成長と，自分の殻を破った達成感が得られるであろう．

　現在は，卒後，大病院に就職するセラピストばかりではなくなった．まだ開業して数年の訪問や福祉職場の場合は，ベテランや先達のセラピストと一緒に仕事ができる機会が少ない場合もある．記録をきちんと行い，学術活動につなげる取り組みは，このような学びの機会の少なさを補う意味も含まれている．社会情勢の流れをみても，以前のような終身雇用が保障される時代ではなくなってきていて，セラピストとしての自分の成長を職場任せにしていては厳しいのが現実である．何もせずに時間が経過すれば，そのぶん経験年数に比しての評価が下がるということである．自分自身が職業人としての自分を育てるという意識を持つことが，自分のキャリアを育て，生活を守り(齋藤，2011)，担当した患者様の力になることに繋がる．苦手でも何でも一つひとつやっていくしかないが，病院という組織で分業しているセラピストよりも，利用者との距離感も近く地域社会にも向き合っている在宅リハビリテーションの従事者は，評価される機会も多いせいか，その意識も高いことが多く，取り組む価値やリターンも大きいのではないだろうか．

3.6　集金業務と，保険制度，医療請求

　保険制度についての専門的な説明は他書を参照いただくとし，ここでは割愛するが，訪問看護，リハビリテーションの事業所では業務に集金業務が含まれる場合もある．

　非常に残念なことに日本の学校教育やリハビリテーション養成校の基礎教育の中では，お金や保険制度，社会の中でのキャッシュフローなどについての教育にはさほどの時間は割かれていないのが現状である．現状の日本のモラルの中では浄財という言葉があって，この言葉の背景には元来お金は不浄の物であるという価値観がある．結果，セラピストのなかには患者様のためにこの仕事を目指しているのであって，金銭を扱うことは負担だと思う人もいるかもしれない．

　しかしながら，リハビリテーションは国家の医療保険を使用してはいるが，お金が動いている仕事であるという点において，金融業を含む他のサービス業となんら変わりはない．当然コスト意識というものも必要となってくる．医療保険，福祉制度，地域独自の制度等の税金が投入されてはいるが，そのことを忘れてはいけない．訪問看護の制度自体が数年ごとに改定されている関係上，サービスに従事している側には，集金業務に付帯する一通りの説明と質問にも耐えうる，保険制度，医療請求に関するオンタイムで正確な知識が必要となる．これを負担と思うか，社会制度の中で働く自分たちの職種を俯瞰できる知識と考えるかは，セラピスト本人の意識次第であろう．

　また，利用者様側にも，複数の制度を複雑に利用していかなくてはいけない方もい

る．例えば訪問看護の場合は，1つだけではなく2つ以上の訪問看護ステーションを利用したり，訪問リハビリテーションが訪問看護制度の中で行われていることなどである．事業所側から詳しい制度説明を行い理解を得たうえで，納得して制度やサービスの利用をしてもらう必要があるので，やはり信頼関係は重要である．小児慢性特定疾患や『障害者総合支援法』による療養費の助成，自治体の助成なども，制度が重複する場合の利用方法などは，説明できるに越したことはない．それぞれ利用できる条件やタイミングなども当然あるので，知らずにいろいろと動きすぎたり，動かなすぎたりして，本来利用できる制度が使えなくなったり，逆に制度の誤用が生じることもある．社会制度の中で働いているサービス職なので，紹介できるようにする責務もあるだろう．

　時には，自分のリハビリテーションに関する知識や技能が，保険請求額に見合った内容，質であるかを考えることも自己研鑽には有用だろう．

3.7　接遇面と個人情報への配慮

3.7.1 接遇について

　小児のリハビリテーションでは，ご家族とお子様双方への，二重の接遇が必要であることは前章でも述べた．実際の在宅小児リハビリテーションの現場では，その配分は対象家庭により異なるが，いつも対象は二人以上が多いことを忘れてはいけない．

　ところが，セラピストによってはこの接遇のスキルが非常に難しいとも聞く．もともとリハビリテーションというのは，対象者が一人である想定でスタートしているので，対個人の接遇スキルがメインでマルチ対応は苦手なのである．セラピストの中には，リハビリテーションに付帯した業務として体操教室，水泳指導，セミナー講師などを行っている人もいるかもしれないが，その場合はそれぞれの職場研修などで接遇トレーニングを行って，対複数，対集団の対人スキルを磨かれていることだろう．したがって，小児セラピストとしてキャリアをスタートしても，最初の頃は自然に対応ができず，ご家族接遇がメインになったり，またはお子様へのリハビリテーションがメインになったりと，双方への目配りや気遣いが難しい場面も多いかと思う．実生活で機会があれば，積極的に親族，親戚のお子さんと関わったり，子育て中の方は自分の子どもを介した親同士の付き合いをしたりして，仕事以外でも場慣れすることも効果的である．

　お子様に対しては，遊びに没頭し過ぎて口調がくだけ過ぎたりしてもいけないが，逆にあまりに他人行儀でも担当者としての距離を縮めることはできないだろう．こうしたらよいという正攻法はないが，自分自身のパーソナリティがどう伝わっているのかを考えながらリハビリテーションを行う．前章でも少し触れたが，お子様が低年齢で言語のコミュニケーションが苦手であればあるほど，われわれの態度や誠意，約束の履行などを見ていると思ったほうがよい．お子様の言語能力が未発達で，うまく表出ができなくとも，外部からの訪問者であるセラピストに対しては，使える感覚をフ

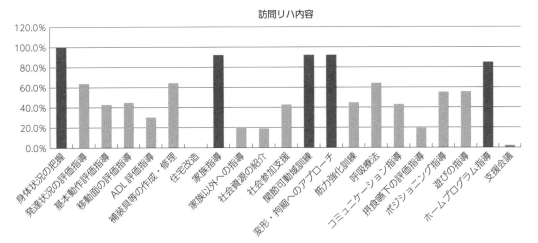

図3-7-1　訪問リハビリテーション内容全体の考察

実施内容は，平成10年に日本理学療法士協会が行った調査であげられた実施項目を参考に，小児リハビリテーションに必要な項目を加え作成した．

身近な専門家による身体状況の把握およびケア・助言が求められ，身体状況の把握，可動域訓練，変形・拘縮ケアは，ほぼ必須の内容で行っている．

また，家庭内セルフケアのサポートとして，ホームプログラム指導，家族指導もほぼ全ての家庭で提供されている．

（齋藤他，2011）

ルに使って探り，警戒したり，信頼する／しないの判断を行っている．そうすることで，自分の生活に安定や楽しさを求めているのだと思う．こうしたことに留意して行うことも，サービスの質的向上となるかと思う．

　ご家族に対してであるが，訪問業務の間，セラピストから直接リハビリテーションの手技や介入を受けているのはお子様なので，ご家族の多くはその間，サービスを傍観したり，協力してくれたり，気になった事を質問されたりなどされているかと思う．そのほか，行ったリハビリテーションやその結果についてのやり取りや，ご家族側から困り事，予後や見通しなどの相談を持ちかけてくれることもある．こうした言わば間接的な関わりを通じて，ご家族は在宅小児のサービスを評価していると想像する．図3-7-1のグラフは筆者が運営していた訪問看護事業でのリハビリテーションの内容をまとめたものだが，身近な専門家による身体状況の把握，ホームプログラム指導，家族指導はほぼ全ての家庭で求められ，提供している．在宅小児では説明に関するスキルを求められ，これらが高いほうが業務を遂行しやすいといえるだろう．したがって，お子様とのリハビリテーションそのものは普段からなるべく楽しい時間になるようにし，現状や治療内容，時には厳しい状況や予後の説明をする時には誠意と思いやりを持って簡潔に伝える必要がある

3.7.2　個人情報への配慮

　サービス提供中に日常的な会話が盛り上がった結果，話題が他の利用者様のことになってしまうことがある．地域を同じくして障害を持つお子様を育てているご家族同士は，日常場面で何度か接点を持つうちに，ともに難しい局面を乗り越えた連帯感であったり，身近な目標を共有している場合もあるが，現在のような直接の交友関係以

外に，SNS（social network service）でもやり取りしていることも多々ある社会で，訪問セラピストが利用者様の生活の情報源となってしまうことは避けたい．結果的に伝言ゲームのような状態となってトラブルに発展するということもあるかもしれない．プライベートな情報を，秘密として共有するという強い連帯意識は，時として人を傷つけることにも繋がる．話題が他の利用者様のことに波及しそうになった場合は，知らないふうを振る舞ったり，あるいは話題をそらす手段について，いくつかパターンを考えておく．自分の趣味やご家庭の趣味の話題であったり，興味を引くような有名な人のニュースなどは話をそらすのに非常に役立つ．筆者はワイドショーやニュースなどでよく会話にのぼるような有名人の話題は，ある程度頭に入れるようにしていた．また万能な話題としては季節と天候である．車，グルメ，スイーツ，レジャー，スポーツ，映画など，その方の趣向を知っておけば，人の噂話以外でも会話が弾むことはたくさんある．

　一方，業務上でサービス担当者会議に出席したり，利用者様が利用されている他の医療機関や福祉サービス事業者等と情報をやり取りするなど，情報連携が必要な場合もある．工房椅子や装具の作製であったり，手術もしくは入院の治療を経ての退院後の連携などにおいて，情報提供が必要な時は，あらかじめご本人とご家族に了承を取ったうえで情報を提供するようにしたほうがよい．

　さらに，

「次回のサービス担当者会議ではこの範囲までの話をしてきます．」

「椅子の作製に向けてこのポイントを業者と相談させていただきます．」

　など，共有する情報の範囲を限定しておくことも重要である．

　小児在宅リハビリテーションでは，お子様の成長過程を通した支援となるので，非常に長期間にわたる場合が多い．時間が経過し親御さんやお子さんの価値観が変わる場合もないとはいえないため，個人情報については一つひとつ気をつけて情報共有していくことが大事である．「あの時はそう思って言ったけど」といったこともあるので，こういった時間の経過を見越した配慮もこのサービスに求められる特徴の一つであると考える．

3.8　在宅小児リハビリテーションの流れ―5つのP

　本章の最後に，筆者が実際に行う在宅小児リハビリテーション場面での組み立てを，以下の5つの要素にまとめてみた．

Prepare；情報収集と整理

Problem；問題点の抽出

Precious；介入のチャンスを拾う

Priority；現在の優先度を決める

Program；治療原則とトレーニング

順を追って，一つひとつ説明をしていく．

〔Prepare；情報収集と整理〕

　Prepare は，事前にできるだけの個人，疾患情報を収集し整理する過程である．詳細は，本章前半で述べたことと重なるので割愛するが，各家庭に体一つで入って展開する実務では，十分な準備こそが最も頼りになる．未知の疾患であったり，経験が少ないということは言い訳にはならない．そもそも在宅小児リハビリテーションは調べてから行う技術であると思ったほうがよい．

〔Problem；問題点の抽出〕

　Problem は，観察と分析により問題点を抽出する過程である．普通にお子様の日常場面の動きを観察する方法と，ご家庭でのエピソードを聞き取る作業がある．同時に行わなくてはいけない場面もある．

　観察場面では，自分のセンサーを高めて，気になったこと，気づいたことをどんどん集めていく．その場でメモを取らせていただいて，その場では評価を保留にして記録し，あとで意味や理由を解釈してもよい．最初は，手当たりしだい気づいたことを情報収集し，取りこぼしは少ないほどよい．

〔Precious；介入のチャンスを拾う〕

　Precious は，貴重，稀少，大切なといった意味をもつが，ここでは貴重な介入のチャンスをさす．理学療法士や，リハビリテーション職の評価は，どうしても問題点，異常性，マイナス面に寄って情報収集する傾向がある．もともとの職能の基礎教育がそうなので，間違ってはいない．しかし，在宅小児リハビリテーションの目的には，家庭で行われている養育・子育ての支援という側面もある．療育の父とよばれた高木憲次の言葉のように，「療育とは現在のあらゆる科学と文明を駆使して，障害を持った子どもの自由度を拡大しようとするもので，その努力は優れた『子育て』でなければならない」のである．子育ては，訓練や矯正とは異なるので，本人の優れた部分を見つけて引き出し，これを拡大する要素が不可欠である．その意味では，家族の生活に入って発達支援につなげるには，マイナス要素だけを抽出してこれに対処しようという考え方だと，必ず片手落ちとなって行きづまる．本人の優れた要素，好きなもの，意欲的になり努力している部分などを見逃さず，これを応援することにより介入のチャンスを拾う姿勢が重要である．

〔Priority；現在の優先度を決める〕

　Priority は現在の優先度である．その疾患が重症であったり，生活と実能力とのギャップがあればあるほど，能力を高めるべきポイントが増えていく．しかし，誰にとっても１日は24時間で，１週間は７日と決まっており，時間は平等に流れていく．したがって，良かれと思うことを全て行う時間はないことは明白である．さらにスケジュールを定めて訪問する時間も有限である．緊急性，発達の状況，日常生活への影響を考慮して優先度を決め，訪問時間内で遂行しなくてはいけない．もちろん利用者

様，ご家族からは，優先順位について納得の行く理由付けや結果を求められる．取り組むべき課題を絞り，さらに順番を常につけるようにしていくことで，重要度の判断力がつくようになってくる．この過程が，プロとしての仕事の成熟度に関わってくる．

〔Program；治療原則とトレーニング〕

　Program は上記の4つの過程を通して決定されるリハビリテーションプログラムのことである．治療原則と実際の介入内容から構成される．実際に行う治療には，大まかな原則がある．

　姿勢や運動は正常発達順に取り組むべきという原則がまず1つめである．理由としては，運動発達というものは，必ずそれ以前の運動の成熟をベースとして次の運動が引き出されるからであり，治療場面でもその順で行うほうが次のプログラムの要素が前の運動に含まれていて，効率がよい．例えば，座位姿勢で十分に緊張が安定してから，立位姿勢の内容を行うほうが，体幹機能が安定して，下肢の操作の練習が行いやすいとされている．

　2つめとしてリスクの低い治療から行うべきである．バランスに不安のあるお子様の場合は，座位姿勢のほうがより低リスクである．十分に立ち直り反応を高めてから立位姿勢や歩行練習を行うほうが，転倒の可能性も下がり，安全に行うことができる．

　3つめとして，治療は再現性や自主性を重視すべきである．セラピストが持ち込んだ玩具で遊んだり，専用の器具で姿勢保持ができても，訪問時にしか成立しない内容である．家庭にあるクッションやバルーンで行えば，親子でも再現できたり，お子様が楽しみを覚えて自主的に動けば，運動が成熟したり変化したりする可能性が高まる．しかし，すでにご家庭で使用しているものがリスクが高いものであったり，こだわりの傾向が強いお子様が何か自分の好きなものに執着し過ぎる傾向がある場合は，訪問のたびに持ち込んだ玩具で遊ぶことも選択肢になるかと思う．

　4つめとして治療を行っている場面でご家族が興味をもたれた指導を求めるような流れがあれば，そのタイミングでは治療より指導を優先すべきである．リスクがない状況で，治療をご家族と交代することが可能であれば，セラピストから提案してもよい．これは，ご家族にセラピストの代理をしてもらうということではなく，ご家族が実際に手ずから介助したり，支援する手段が増えることに意味があり，親子を結びつける一助になると思われる．親御さんが関われる手段が増えていった結果，実際の生活の中でのリハビリテーションの工夫やアイディアがわいてきたということは多々あることである．

　例を挙げると，
- 筆者が選定した玩具で座位姿勢での活動を組み立てたが，それよりも兄弟からの呼びかけでよりアクティブになり，リーチの回数増え，複雑な操作が自発的に出てきた
- 業者製の姿勢保持クッションよりも，家庭にあったものが良肢位保持に有効であった
- 母親が夕飯の支度をする時に，立位台をキッチンの近くに配置し，道具や食材を

テーブルに乗せることで少し手伝っている雰囲気になり，立位保持時間やコミュニケーションが増えた
などである．

もちろんこれらの治療上のルールには例外が存在するが，例外を選択するには別の根拠が必要である．

〈5 つの P の例〉
　4 歳，脳性麻痺の女児．歩行未獲得で家庭ではずり這いで移動，自力座位もむずかしく工房製の椅子，バギーを使用している．近隣の肢体不自由児通園施設からの紹介．リハビリテーションの頻度が足りないので，母同士の情報とホームページから連絡してステーションと契約後，利用開始．

Prepare；情報収集と整理

　初回訪問前に，出生情報，現在の年齢と付け合わせての運動発達の状態を確認する．在胎 27 週 3 日，出生時体重 715g で，この時期までの成長としては時期相応．しかし，まだ子宮内環境に比して体の成長が十分ではなく，屈曲姿勢をとっている期間が短いので，体幹筋や体の正中線に四肢をもってくる運動が苦手で，腹臥位系の姿勢や運動が未熟な事を予想する．

Problem；問題点の抽出

　訪問時，やはり予想どおり腹側の筋肉が十分に育っておらず，重心も前方で，つんのめるように移動していた．座位姿勢も十分に座骨に体重が乗っておらず，後方への支えを当てにしているので，バランスの反応が出ていない．それ以前の発達に問題はないかと，他の姿勢も注意深く観察していると，寝返りの動きに体のねじれがみられ，回旋が育っておらず，胸部，肩を固定して，頸部を床に押し付けるようにして寝返っていた．

Precious；介入のチャンスを拾う

　本人は，女の子が変身して戦うキャラクターが好きで，DVD や変身アイテムを操作することを好み，他の遊びよりも意欲的に行う．特に変身のシーンが好きで，床や椅子でポーズを決めることを模倣するように持ちかけると，喜んでやってくれる．変身アイテムは装飾品なので，体の部位につけることでその部分を意識することも可能．また，年長の姉のことも大好きなので，声がけや一緒の活動を行うことで動機づけになる．

Priority；現在の優先度を決める

　4 歳でまあまあ健康に生活できているので，現在は粗大運動機能を高める目標で治療プログラムを行うことも可能．就学生活を見越した座位化，安定化により，学習や活動の機会も増える．移動については，ずり這いは可能であるので，室内移動でより高所に興味が湧くようにして，介助立位での活動をプログラムを行い，普段の移動もずり這いから肘這い，四つ這いに変化してもらうように促す．

Program；治療原則とトレーニング

　訪問時間は 1 時間なので，大まかに分けて 3〜4 つの活動が可能．座位，移動，立

位で，これらの活動に必要な可動域や身体設定を整えるような内容を最初に行う．
- 股，膝，足関節の可動域拡大のためのストレッチを痛みに留意して行う．バランスが取りやすいように脊柱の可動性，回旋性を高め，座骨，足部など荷重される部分の感覚をあらかじめ高めるように揉捻，加圧する．
- 座位姿勢で，好きなキャラクターの本を読んでみようと促し，だいたい下腿長の高さの椅子に座ってもらう．本人の不安定さを解消するのと，座骨周囲への荷重感覚を強調するために骨盤を把持して下方に加圧する．筋肉，皮下脂肪といった柔らかい部分が下に引き下げられて殿部の接地面積が広がり，台形状に広がっていくことを確認する．また，操作に余裕があれば，もう一方の手で腹部の皮膚を中央に寄せる操作で腹筋の緊縛を高めて，体幹が上半身の体重を乗せて支えられるように促す．
- 部屋の反対側まで移動して，変身のポーズを決めてみようと誘い，胸骨部分の荷重を引き受けて重心移動を促すようにして，本人側方から四つ這いを介助．助けるというよりは動きに同期するように心がけ，本人が主体的に移動しているように追従する．
- 壁にもたれて立位姿勢をとってもらい，膝関節，骨盤で介助して複数のキャラクターポーズを決めてもらう．名乗りなども，やってもらって盛り上げる．この時点で重心移動がうまく行っているようであれば，腋下に介助入れて介助歩行にして，見てもらうために姉を呼びに行く．

　以上，5つのPの要素で治療場面を説明したが，実務的な在宅小児リハビリテーションの作業では，Result（結果）をReflection（反省）し，すべてを端的にRecord（記録）することとなる．Recordでは，次回の訪問で何を行うか一つでも考えて記録に追加する癖をつけ，次回のPlanに繋げることで，実際の治療サイクルが機能する．

　また，上記の5Pの過程に沿って症例検討や同僚との自主的な勉強会等で行うことで，普段の臨床や新たに担当した場合等のトレーニングを積むことができる．セラピストは技能職なのだから，トレーニングすることで，考える力，自らの身体の使い方は必ず上達する．また，こうした仲間内での勉強会では，実際の訪問場面とは異なり間違えてしまっても失敗にはならない状況の中で，たくさんの試行錯誤や練習が行うことができる．年に数回の有名講師による研修もためにはなるが，肝心なのはお子様に対面している時にどれだけ頭が使えるかである．勉強会等を工夫して活用し，自己研鑽を行うことで，効果的に明日の技能と治療の到達度を高めることが可能である．

引用文献
- 奈良　勲(1991)．理学療法の基本用語．「理学療法概論」p305．医歯薬出版株式会社．
- 齋藤大地(2011)．小児セラピストとしてのキャリア形成．理学療法学 38，597-598．
- 齋藤大地，他(2011)．地方都市における，民営法人からの小児および重症心身障害児・者への訪問リハビリテーションの提供—平成20年〜平成22年のデータから．第46回日本理学療法学術大会発表．
- 鈴木俊明，金井一暁，高木誠一，関西理学療法学会・編(2004)．神経疾患の評価と理学療法．p150，p321．エンタプライズ．

参考文献
- ガイドライン特別委員会 理学療法診療ガイドライン部会(2011)．理学療法診療ガイドライン 第1版．社団法人日本理学療法士協会．

第4章 脳性麻痺

4.1 現代の脳性麻痺の3つの定義

　1968年，わが国の厚生省（当時）脳性麻痺研究班会議により，「脳性麻痺とは受胎から新生児期（生後4週間以内）までの間に生じた脳の非進行性病変に基づく，永続的なしかし変化しうる運動及び姿勢の異常である．その症状は満2歳までに発現する．進行性疾患や一過性運動障害または将来正常化するであろうと思われる運動発達遅延は除外する」という定義付けがされた．

　しかしその後，2004年に米国メリーランド州にて，脳性麻痺に関する国際ワークショップ（Workshop in Bethesda）が開催され，脳性麻痺の定義が更新され，「脳性麻痺の言葉の意味するところは，運動と姿勢の発達の異常の1つの集まりを説明するものであり，活動の制限を引き起こすが，それは発生・発達しつつある胎児または乳児の脳のなかで起こった非進行性の障害に起因すると考えられる．脳性麻痺の運動障害には，感覚，認知，コミュニケーション，認識，それと行動，更に発作性疾患が付け加わる」と設定された．

　こちらは厚生省のものと比べて，具体的な発現時期，年齢に関する記述はない．前者では「受胎から新生児期（生後4週間以内）までの間に生じた脳の非進行性病変」とされているが，後者では「発生・発達しつつある胎児または乳児の脳のなかで起こった非進行性の障害」となっている．乳児期の定義はさまざまで，『児童福祉法』では「1歳未満の者」としているが，1歳半までとしている出典もある（松村編，2006；藤永）．したがって1968年の厚生省（厚生労働省）の定義では生後4週間と明示された新生児期だが，2004年の国際ワークショップでの定義ではその時期は明確には示されておらず，1歳半まで拡大して解釈が可能ということになる．また，厚労省（厚生労働省）の定義では症状が2歳までに発現するとしていたが，発現時期に関する定義付けはなくなった．

　さらに特徴的なのは，「感覚，認知，コミュニケーション，認識，それと行動，更に発作性疾患が付け加わる」としている部分である．すなわち国際ワークショップにおける定義を解釈すれば，生後からの運動発達は正常か少し遅れがある程度で発達は進んだが，就学前後に認知学習の部分であったり，対人や行動面で周囲と協調していくことに難しさが出ている場合も脳性麻痺に起因することを包括するということになる．実際に，低出生体重で生まれたが，救命後も適切なフォローがされ，後遺症がごく軽微で，運動発達はそこそこ追いついて粗大運動は問題がなくなっていったが，学校，地域等の小社会に入ることで再び問題が生じてくるようなケースは想定されるの

で，より現代的な医療，社会的傾向を反映していると思われる．前者の定義が「一過性運動障害または将来正常化するであろうと思われる運動発達遅延は除外する」として，正常な粗大運動を獲得したものを定義から外しているのと対照的である．

一方，わが国では2009年1月に発足した，分娩に関連して発症した重度脳性麻痺のお子様とご家族に対する補償を行う『産科医療保障制度』というものがあるが，この制度で定められた，補償対象となる脳性麻痺の基準は1968年の厚生省定義に基づいている．この補償対象と認定される3つの基準は以下のように示されている（日本医療機能評価機構，2014）．

1. 在胎週数33週以上かつ出生体重2,000 g以上，または在胎週数28週以上で低酸素状況を示す所定の要件を満たして出生したこと．
   （※2009年1月1日〜2014年12月31日に出生した児の場合．2015年1月1日以降に出生した児では出生体重が1,400 g以上とされている）
2. 先天性や新生児期等の要因によらない脳性麻痺であること．この他，お子様が生後6ヵ月未満で死亡した場合は，補償対象としていません．
3. 身体障害者手帳1・2級相当の脳性麻痺であること

1. については，28週以前の出生は産科医療の補償範囲とは認めないということになるし，28週以上33週未満もしくは，33週以上でも出生体重が2,000 g未満であれば，分娩中に低酸素状態にあったかを個別に審査したうえで，補償を受けられる可能性がある．また，33週以上2,000 g以上であれば，脳性麻痺の症状が出ていれば，補償範囲となる．2. では先天性であったり，新生児期の感染症などであった場合はまた別の疾患，要因とされる．3. は重症度を身体障害者手帳の1級または2級の範囲で，補償を行うとしている．

脳性麻痺は患者数も多いが，このように制度間で統一されていない定義があることも，関連職種は理解しておき，利用者の方に説明ができたほうがよい．

4.2　GMFCSによる脳性麻痺の重症度分類

脳性麻痺に関する国際ワークショップが開催される2004年より7年も前の1997年に，カナダのMcMaster大学のCanChildという研究施設でPalisano，Russellらにより考案された粗大運動能力分類システム（Gross Motor Function Classification System：以下，GMFCS）は，6歳以降の年齢で最終的に到達する姿勢，運動のレベルで，脳性麻痺児を分類した尺度である．脳性麻痺児の座位（体幹コントロール）および歩行に重点をおき，粗大運動および移動能力の障害程度を5つのレベルに重症度分類している．普段の生活で制限されていることおよび歩行補助具および車椅子などを含む補助具使用の必要性をもとに分類されており，運動の質はあまり重視しない．運動能力が年齢によって左右されることを考慮に入れて，4つの年齢群〔2歳の誕生日の前

日まで，4歳の誕生日の前日まで，6歳の誕生日の前日まで，12歳の誕生日の前日まで〕に分けてそれぞれの年齢群ごとにレベルの説明がなされている．2007年には12〜18歳の患者に焦点を当てた，拡張・改訂版（GMFCS-ER）も提示された（近藤他）．年代が上がって粗大運動の発達が起こっても，あてはまるレベルは基本的に変化しない．

　5段階のレベルは以下のように分類されている（脳性麻痺リハビリテーションガイドライン，2014）．

> レベルⅠ：制限なしに歩く
> レベルⅡ：歩行補助具なしに歩く
> レベルⅢ：歩行補助具を使って歩く
> レベルⅣ：自力移動が制限
> レベルⅤ：電動車いすや環境制御装置を使っても自動移動が非常に制限されている

　以前は，痙直型両麻痺とか四肢麻痺であるとか，麻痺の部位を特定して分類していたのだが，このGMFCS分類は，年齢が上がったり運動発達が進んでもレベルが当てはまるように設定されているという特徴があり，現在ではGMFCSを使用して機能分類することが一般的になっている．運動発達していく内容やスピードがそれぞれのレベルで異なるが，成長に使える時間はほぼ一緒であり，それぞれレベルごとに2歳，4歳，6歳，12歳，18歳までの5つの年齢ゾーンに起きる運動発達の内容を参考にして方針決定や目標を設定し，難易度を調整した発達支援を行うことも可能となっている．さらには，他施設多職種との連携における共通言語となる，年齢に合った評価や支援方法の検討に役立つ，文献等で提示された症例のレベル把握など，本分類の脳性麻痺や発達全般の治療への恩恵は多岐にわたる．いまだ知らない場合は，書籍やインターネットでも読みやすく紹介されているので，しっかり読んで修得してほしい．

4.3　PVLと伝導路障害に対する発達支援

　脳性麻痺の原因として一番多いのは低出生体重であったり出生時もしくは生後間もない時期のトラブルにより，脳が低酸素のダメージを受けることで，本来神経伝導路として機能するべきはずの神経組織が白質軟化してしまう，いわゆる脳室周囲白質軟化症（periventricular leukomalacia；PVL）である．

　大脳白質とは神経細胞（ニューロン）の細胞体に乏しく，主に神経線維が集積し走行している領域である．つまり，ニューロンのように記憶し処理する部分と，感覚受容器や筋肉とを繋いでいる，膨大な量のコードの束のようなものである．低酸素に弱いこの部分がダメージを受けて，軟化して機能しなくなった状態とは，感覚や運動のやり取りが十分にできない状態ともいえる．その程度によって，重症度や前述の

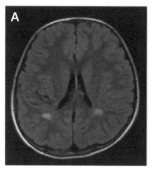 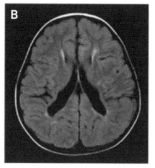 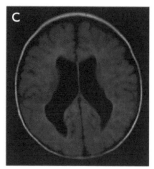

図 4-3-1　脳質周囲白質軟化症の MRI 画像による重症度レベル

A：軽度
B：中程度
C：重度
（Choi JY, et al, 2016, p605 より許可を得て転載）

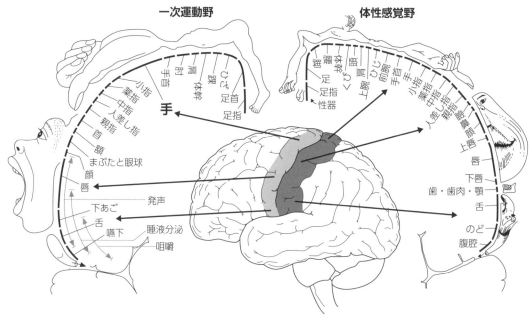

図 4-3-2　ペンフィールドのホムンクルス（体性地図）
（サンドラ・ブレイクスリー他著・小松訳, 2009 より改変）

GMFCS レベルに影響を及ぼす.

　MRI 画像上で脳室が拡大するほど，脳と身体とをつなぐ伝導路の占める領域が狭
小化していき，感覚と運動の機能が重症化するとされる（図 4-3-1）．こうした MRI 画
像と図 4-3-2 のホムンクルスの身体地図を併せてイメージしてもらいたい．脳室が
拡大していくに従って，まず足部〜大腿部を連絡する伝導路が影響を受け，ついで体
幹，上肢にダメージが広がっていく．頸部や口腔にまで伝導路がダメージを受ける

と，呼吸不全や摂食障害を呈する重症例となってくる．下肢や体幹からの感覚の投射や運動性は極度に低下するので，強い変形を呈するが，痛みや感覚はホムンクルス図では脳の外側に位置するので，生命維持に関与する頭部や口腔周囲，腹腔臓器と比べて鈍い場合も多い．

　麻痺の治療に際しては，この感じにくさを前提とした，生活課題の中での各姿勢や動作を支援する作業がメインとなる．姿勢のサポートでは，接地している部分の評価を行い，「構造的な安定が得られているか？」「重心の位置や移動についての情報はどの程度受け取れているか」を把握する．情報入力のインターフェイスは例えば背臥位であれば，背面全体で接地している部分になる．座位姿勢であれば，座骨付近から大腿部，背もたれ，足底などが接地面になる．立位姿勢であれば，足底のみになる．これらの接地面がどの程度柔らかく潰れることができるかにより，感覚情報が入力され，脳に情報が伝達され，重心の偏位を把握できる．重心をあまり把握できていないようであれば，重心の偏位を徒手を用いて加圧したり，接地感覚を強調するなどして，より多くの感覚情報が中枢神経に送られるようサポートする必要がある．その結果判定として，姿勢トレーニング開始時は各姿勢を介助しながら，しだいに立ち直る反応であったり，バランスを取り戻せるようになっているかどうかを実証的に観察し，サポートや強調する量を調整する．お子様が楽しみつつできるよう，遊びの要素を取り入れながら，目的とした上肢の操作や作業を行ってもらい，さらなるバランス練習や応用的な練習へと段階づけしていく．

　上記の内容は，楽しく遊びながら行うことが望ましい．楽しかった，成功した，到達したというときの心地よさを繰り返すことで，姿勢も動作も強化され習熟していく．またこのことは，どこまでも正常発達を目指すことと同義ではない．重要なのは麻痺という状態を正確に理解して，その神経，その筋肉，その身体をどう使いやすくして，発達に繋げるかということだと考える．このことが，それぞれのご家庭の「優れた子育て」の支援となればセラピストとして一番幸いなことである．

4.4　重症心身障害，高医療依存への対応

　前項にて，伝導路とホムンクルスの図による説明で少し触れたが，白質のダメージが大きくなり，麻痺が進むと，特に頸部の機能が育たず，なかなか首が座らないという状態になる．そうなると，GMFCS レベルではⅣ〜Ⅴの状態になり，自力の姿勢保持や移動が難しくなる．さらに重症になると，頸部周辺の喉頭や舌などの，呼吸や嚥下に関する部位のコントロールが難しくなり，嚥下障害や呼吸不全の状態になる．これらは生命を維持する生理機能であるので，治療の優先度が高く，リハビリテーションでも四肢の緊張の緩和や運動発達より優先しなくてはいけない．

4.4.1 安楽な姿勢について

　呼吸ケアとしての姿勢へのアプローチでは背臥位や側臥位，腹臥位の特性（図4-4-1）を理解して，家庭でできるポジショニングを行うなどして，まずは安楽に日常を暮らせることを優先する．生後間もないお子様であれば，抱っこの工夫も姿勢ケアのうちに入れる．基本的には接地面が感じにくいという症状がごく大きくなった状態なので，身体の安定する感覚が得られず反り返ったような状態になりやすい．特に，下肢よりも頸部に感覚が残っているので，頸部を強く力を入れて後頭部を床に押し付けたりする．このような臥位姿勢では隙間の空いている部位にはタオルやクッションを詰めて体圧分散する接触面を極限まで増やし，身体のパーツ相互の位置関係がリラックスできる姿勢を探す．

　万能な良い姿勢，ポジショニングは存在せず，どの姿勢にもメリット，デメリットがあるので，お子様の状態，姿勢における問題，活動内容に合わせて，調整し，生活の中で，さまざまな姿勢をとらせることが大切である．

　見落としがちなのは腹部の状態である．排便や便秘の状態や腹部の聴診，触診などをとおしてガスや腸の活動状態を評価する．理由としては，前述のMRIとホムンクルス図で説明したように，腹腔臓器について伝導路が温存されている場合，ガスが貯留したり，消化不良で痛みがあるときの不快さや苦痛は，比較的ダイレクトに伝わっている．その状態で身体部位の位置関係を変えられ股関節を深く曲げられたり，脊柱を後弯し体幹を丸められる（2つとも緊張抑制したいときによく行われる操作である）と，さらに苦痛が増すこととなり，反り返りの動きや全身の緊張を高めてしまうこともある．重症の方へのアプローチでは，四肢と内臓の感覚には差があることを前提に考慮することも重要である．緊張や変形が強い四肢は，実際には感覚が鈍く受傷しやすいことをまず考えるべきであり，けして強い力で操作してはいけない．また体幹の操作の前に，内部の臓器の排便や呼吸の状況を情報収集したり，評価や聴診して現在の状況を想定しながらの操作が必要である．他方，治療において姿勢を選定する過程で徒手やセラピストの身体を有効に使うと，お子様との関係作りやセラピストの体の使い方などの理解が進みやすい．

4.4.2 呼吸支援

　呼吸不全は喘鳴や肺雑音あるいは外観でも表情や陥没・シーソーといった異常呼吸パターンにより把握されやすい．呼吸不全に対する手技であるが，成人の呼吸器疾患でおこなわれているような，胸郭を圧迫するような手技を，まだ胸郭が脆弱な新生児期から乳幼児期のお子様や，あるいは重症のため胸郭の抗重力性や弾性が育たず，扁平であったり重症な側弯症の方に行うと，さらに肺虚脱を引き起こし，低酸素状態になりかねない．そもそも，低体重で低酸素のダメージで出生してきたお子様に重力に加えてさらに徒手で加圧し，スプリングアクションなどと称していまだ育っていない胸郭弾性を引き出す手技を行うのは，呼吸支援効果よりも虚脱や低酸素になる影響のほうが強くなってしまう．脳性麻痺に対するスクイージングなどのモビライゼーションは，肺炎予防効果があるとされている（瀬下，2014）が，筆者は圧迫することよりも胸郭を動かしている可動性支援効果と考えている．稲員（2002, 2011, 2014, 2016a〜

①背臥位

メ リ ッ ト；目, 鼻, 口, 胸部, 腹部, 上下肢などが観察しやすく, 介護上必要なことが多い姿勢である. 頭部, 頸部, 背部や下肢で広い支持基底面となる.

デメリット；接地している部分が一つ一つが狭く点で支えるため床などから強い反力を受け, それに抗して頭部で床を押して反り返る反応が出やすく, その結果, 舌根沈下がおきて, 気道が狭くなる. 喉のほうによだれが流れ込むと, 痰が増える可能性がある. 残気量も低下しやすい. 視界は天井であまり刺激がない. 頭部の一側への回旋, 下肢の姿勢筋緊張の非対称による変形や脊柱側弯を進行させやすい.

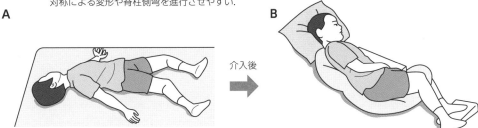

A：反り返っている背臥位姿勢

B：枕を入れて少し体を起こして片方に向け舌根沈下等を予防し, 膝下に内転防止用クッションが入った背臥位姿勢

②腹臥位

メ リ ッ ト；接地している体のパーツ (胸部, 腹部, 大腿部など) が柔らかく, 接地面 (支持面) が広い. 重力により頭部前屈がしやすく, 反り返りが落ち着いていると気道が真っ直ぐになり狭窄を防ぎやすい. よだれ, 痰などの気道分泌物が排出されやすい. 抗重力伸展活動を促しやすい.

デメリット；表情や目・鼻・口といった主要な部分が見えず, 体の情報が取りにくい. 排痰肢位として有効であるが, 痰の量が多い場合, 排出痰が上気道に集中すると痰詰まりをおこして窒息するリスクが高く, 普段からの分泌物の管理や注意が不可欠である. 視界が狭くなりやすい. 過敏さなどあれば特に顔面周囲に不快を感じやすい.

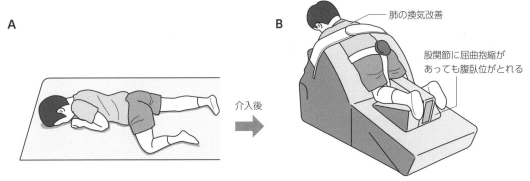

肺の換気改善

股関節に屈曲拘縮があっても腹臥位がとれる

A：頭部が下を向いているフラットな腹臥位姿勢

B：腹臥位保持装置によりやや頭高位で, 股関節屈曲を許した腹臥位姿勢. 手や頭部が動かしやすくなり, 目と手の協応を促しやすくなる.

③側臥位

メ リ ッ ト；表情や目・鼻・口の状態が把握できて, よだれの流れ込みも少ない. 視界は横に向くので, 周りの状況も把握しやすい. 身体左右の分離を促す.

デメリット；接地面が臥位姿勢では最も狭いので, バランス機能が必要である. また体圧分散についての工夫が必要である. 不安定さがあると, 緊張の原因になりやすい.

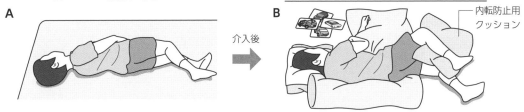

内転防止用クッション

A：反り返っている側臥位姿勢

B：ポジショニングにより体を丸めて, 前後にクッションを付けて倒れを防止した側臥位姿勢

図 4-4-1　安楽な姿勢について

c)は，側臥位などでの圧迫しない方法を報告しているが，呼吸周期と同期しつつ吸気の支援を行うと，本人が努力性で行っている呼吸から開放されて安楽さが得られたり，痰の排出にも効果的である．筆者は，他の臥位姿勢や座位などでも行っている．

　肋骨や軟部組織の重量や筋の弾性がある胸郭の運動は，抗重力性が育っていない新生児や未獲得の重症児の胸郭には相当な抵抗となる．また，肋骨が付着している脊柱にも相当な負担がかかるので，脊柱が固定できず浅速・陥没・シーソーなどの代償性の呼吸運動パターンとなる．呼吸に合わせてタイミングよく脊柱にかかる荷重を支え負荷を減らしたり，付着している筋肉を包むようにして支援を行うことで，肋骨運動を促通することが可能である．また異常呼吸パターンにより非効率的な運動となっている胸郭組織の抗重力運動のタイミングや方向づけを修正することも可能である．前述の2つの操作は呼吸運動における中枢部の固定，末梢部の運動という意味づけとなるので，通常の運動同様に，脊柱部の固定が保証されてから運動性の支援を行うのがセオリーである．ほぼ吸気相のみ行い，呼気は胸郭組織の重量で自然に促通される．しかし，これらの手技はあまり排痰手技を日常的に行っていないお子様に行うと，一気に痰が移動して気道が閉塞する恐れもある．日頃から十分な加湿を行い，普段過ごしている姿勢，例えば背臥位姿勢での聴診を行って，比較的エア入りが良い部位にてまず排痰し，十分なガス交換ができる肺のエリアを確保してから，左右得意であったり日常とることの多い側の側臥位への体位変換を行い，しだいに腹臥位に近い角度まで行って，背部のエア入りも改善する．さらに，今度は不得意側の側臥位をとって，同様に腹臥位に近い深めの側臥位でまた背部のエア入りも改善する．この過程で激しい咳込みや連続した吸引が必要なくらい排痰があるうちは，腹臥位はまだリスクが高い．背臥位，側臥位の体位変換を普段からルーチンで行い十分に安全であると確認されて，初めて腹臥位姿勢のポジショニングに挑戦するタイミングと考える．

　また，臥位姿勢ばかりではなく，短時間でもよいので，介助や座位保持装置で座位をとり周囲を見たり，上肢を操作して遊んだり，寝返りや腹ばいといった体を使った運動であったり，立位台を使用して二足直立を体験するのも，身体の感覚が入りにくいお子様には重要な経験となる．その場合は，身体の圧迫だけではなく，心肺機能への負担も酸素モニターなどを使用したり外観を評価したりして，把握しながら行う必要がある．

4.5　不随意運動，アテトーゼ型の麻痺

　従来は，出生後の核黄疸の治療が十分ではない場合に，血中ビリルビン濃度が過多となると大脳基底核などに沈着し悪影響を及ぼして，不随意運動を特徴とするアテトーゼ型の麻痺を呈した脳性麻痺の方が多かった．現在は，低出生体重児の中に脳室内（脳内）の出血によりこのタイプを呈するケースが現れているが，その場合はPVLを合併していることが多い．

　不随意運動を一般の方が見る機会が少ないので，初めて見た方はその動きの違和感

を表現することもできないことが多いだろう．特徴としては，自らの意志で目的に向かって動くのとは異なる動きであり，体幹および四肢（とくに上肢）の共同筋・拮抗筋に不随意な収縮力の変動が起こるために，大きなねじれるような動きが起こる．頸椎にも過度の前屈や後屈や側屈，回旋運動が起きるために，二次障害として頸椎症が発症する．重症になると，姿勢の維持も困難であり，自力で行う運動すべてに出現する．また動いている部位とは別の，顔面，手，指などにも認められることが多く，一般に不規則なゆっくりとした動きである．精神的緊張や興奮，疲労時などに増悪するが，睡眠時，休息時などでは現れない．

　病因とされるのは基底核の病変である．基底核は，大脳皮質のほとんどすべての領域と関連があり，あらゆる種類の感覚情報と運動系の活動状態の入力を受けている．普段は，必要な運動以外をしないように監視・抑制しているが，空間内の広い範囲での目的運動の開始時には狙った方向と動きだけを許して抑制を解除する．運動が終わるとまた抑制を戻している．この抑制がうまく働かず目的に向かっていかない余計な運動要素が解放されると，不随意の印象を受ける．また，抑制ができないので，運動を途中で止めることがむずかしい．可動範囲の端から端まで，あるいは物などにぶつかって止まるまで動いてしまうほか，空中での物の保持もむずかしい．そのためタイミングを外して始まり，中間でのスムーズさがない極端な印象の動きになってしまう．

　この独特の運動を理解してから，合目的な運動や作業への支援を行うことで，運動発達支援を進められる．いきなり中間位でリーチするとか，フリー座位で重心操作するのは最も苦手なことである．したがって，介助したり，動けるようなガイドとしての壁や支点を提供し，使ってもらうことなどが有効である．また，特に頸部の動きは，前述のように生理機能やあらゆる運動発達，姿勢の獲得に関わってくるので，注意深く評価して支援する必要がある．

　アテトーゼとジストニーは周産期仮死または核黄疸の後によく起こり，混合することも多いが，ジストニーの場合は強い後弓反張を伴ったアテトーゼとなる．また，遺伝性疾患のレッシュ・ナイハン症候群もよく似た不随意運動を呈するが，こちらの場合は強い自傷性を特徴としている．

◆アテトーゼ児の状態像と介入例

出生情報：在胎 27 週，体重 1,031 g．未頸定で，生後の緊張も低かったが，しだいに不随意運動が生じて運動発達が進まず，脳性麻痺との診断，NICU からの紹介で生後 4 カ月で在宅でのリハビリテーション開始となる．

母の主訴として，反り返りが強く抱っこしにくい，運動時に反り返るような動きが中心，気持ちも安定せず夜寝ない日が多いとのこと．訪問時はゼコゼコしていて呼吸も浅く SpO_2 が 95 ％を切ることも多く，心拍数は 140（回/分）前後であった．訪問リハビリテーションの開始時は抱っこ指導から入り，まずは生活のリズムを整えるようにアドバイスしながら，少しずつ安定できる姿勢を増やしていくように進める．介入時は，側臥位で玩具であやしたり持たせて遊びながら，肺理学療法で深部へのエア入りを支援していった．酸素化が改善し深く呼吸すること

でリラックスしたり訪問中に寝入ることも多くなってきたので，側臥位での角度を変えて，少しずつ腹臥位姿勢にも慣れてもらう．呼吸苦や情緒的に安定しないことに由来する不随意運動は少なくなったが，突然緊張が変動することにより，びっくりして泣いてしまうので，なるべく運動の自由度を少なくして，狭い空間や床やテーブルを使ってガイドのある遊びを行ったり，生活の中でも腹臥位でのポジショニングを導入して安定して過ごしてもらう時間を増やすように試みている．今後は，家庭内での立位台や歩行器，クッションを用いた姿勢，移動のバリエーションを増やすように進めていく．

4.6　失調型の麻痺

　失調型の麻痺は脳性麻痺の中で5～10%程度とされていて，四肢麻痺，振戦，バランスの悪さ，運動コントロールの不安定性，抑揚に乏しい単調なゆっくりとした話し方などを特徴とする．自立歩行ができたとしても不安定で転倒しやすい．止まっている時には，あまり症状が目立たないが，運動を始めると揺れるようなイメージがある．ボールペンのキャップをうまくはめられなかったり，ボール投げのタイミングを失敗して球離れせず狙いも悪かったりする．字を書くといった，正確な協調運動を必要とする動作が困難となるが，この運動能力には個人差があり，あまり目立たず上記の症状が隠れている方もいれば，ほとんどの運動で動揺があり，日常生活を大きく制限されている方もいる．口腔内での舌や唇のタイミング操作がむずかしく，会話が聞き取りにくい方もいて，寡黙で，無動や寡動状態となっている方もいる．重心動揺による負担が関節にかかりやすく，二次障害として，反張膝や変形性関節症になるなど，膝，肘を傷めやすい．

　原因は，小脳，視床もしくはその伝導路が損傷されていることによる．小脳は大脳皮質（運動前野），脳幹（視床や視床下部，中脳，および後脳の一部），脊髄（四肢，体幹，頭，頸，眼）からの情報を受け取り統合している．それは，すでに動いている運動のプログラムの実行中でも同様で，同時進行で体の各部の位置を監視し，実際の位置と進行中の運動プログラムが予測する位置とを比較し，ずれがあれば補正情報を出していると考えられている．大脳皮質の細胞数が140億個とされるが，小脳は700～800億個で5倍以上あり，高速な処理が可能となっていて，大脳よりも予測的に働くことができる．これが運動の精度を上げたり，走りながらジャンプして投擲するなどの複合的動作を可能にしている．運動イメージによっても脳は賦活されるため，実際の運動パフォーマンスと同様の効果が得られ，スポーツ上のイメージトレーニングが有効となる．失調型の脳性麻痺の方ではこれらの機能が使えないので，失調症状を呈する．

　治療としては，重心操作が難しいので，時間をかけて修正してもらったり，介助量を増やして安全を確保する必要がある．立ち直るための手がかり（壁や手すり）や歩行器，椅子などのフレームが必要になる場合もある．協調性が困難な場合は，姿勢や運

動が複合して同時に行われて難しくなっている場合もあるので，セラピストが少しもたれて支点や支持する要素を増やしたり，運動を単純にしたりして練習するほうが改善，向上しやすい．また，関節をロックして，伸展したり固定したりしているので，なるべく屈曲姿勢や筋の協調運動で支えてもらったりする経験を増やす必要もある．

　最近では，痙直型で軽微な麻痺や低緊張型の麻痺に，失調が隠れている場合もある．その場合の治療としては，痙直型の治療を導入として行うが，動作や作業で動揺や協調困難がでてくるので，配慮が必要となるので，失調型の治療に切り替える必要がある．評価の場面で失調要素を見落とさないことが重要である．

◆**失調型麻痺児の状態像と介入例**

出生情報；在胎 34 週，体重 2,043 g．生後頸定が遅く，体幹も低緊張でグニャグニャしていたが，末梢の筋緊張高く，痙直型脳性麻痺と診断された．地域の肢体不自由児施設でフォロー継続して少しずつ運動発達していく．2 歳を過ぎてから立位獲得して，その後 3 歳くらいで始歩するが，足部尖足でバランスも悪かった．就学を前にリハビリテーションの頻度が減るので当ステーションを紹介されて，訪問リハビリテーションを開始した．筋緊張を抑制して座位，立位などの抗重力姿勢をとると，緊張は落ち着いているが，バランスは変わらないか少し調子が悪いことが多く，動揺性が減らない．また，立位姿勢も膝伸展して腰椎前弯，股関節屈曲したまま歩行するので，効率が悪く長い距離の歩行はむずかしかった．通常の痙直型としてではなく，失調要素を配慮してバランス課題を低く設定して，杖や手すりなどを用いての立位保持，歩行訓練に切り替えると，少しずつバランスが改善していった．あまり焦らず，「立ったままボール投げして遊べるように」「テーブルや手すりを使ってお家の中を歩く」など質的なバランスの向上を目標として本人と共有していくことで，やることのメリットが明確になってモチベーションが上がり，意欲的に就学の準備を行っている．

引用文献

- Choi JY, et al (2016). The Effects of the severity of periventricular leukomalacia on the neuropsychological outcomes of preterm children. J Child Neurol 31, p605.
- 藤永　保. 乳児期. 日本大百科全書(ニッポニカ). 小学館. https://kotobank.jp/word/%E4%B9%B3%E5%85%90%E6%9C%9F-110421(2019 年 3 月 26 日閲覧).
- 稲員惠美(2002). 乳児・小児の排痰手技と姿勢管理. 理学療法学 29, 314-321.
- 稲員惠美(2011). 超低出生体重児の呼吸生理とリハビリテーション. J Clin Rehabil 20, 759-763.
- 稲員惠美(2014). 呼吸理学療法. 周産期医学 44, 1615-1620.
- 稲員惠美(2016a). 小児急性期リハビリテーション. 総合リハ 44, 761-767.
- 稲員惠美(2016b). 重症心身障害児に対する呼吸器ケアにおける理学療法士の役割. 理学療法 33, 211-220.
- 稲員惠美(2016c). Theme 3 一般呼吸器疾患と PICU の排痰ケア―自力排痰可能な場合から人工呼吸器使用例まで. 呼吸器ケア 14, 1073-1076.
- 近藤和泉，藪中良彦，楠本敬二. GMFCS-E & R(粗大運動能力分類システム Expanded and Revised 拡張・改訂されたもの日本語版). http://www.fujita-hu.ac.jp/FMIP/GMFCS_%20ER_J.pdf(2019 年 3 月 26 日閲覧)
- 楠田　聡(2008). 日本の新生児医療の現状，課題そして対策. 厚生労働省ホームページ. https://www.mhlw.go.jp/shingi/2008/11/dl/s1120-11t_0002.pdf(2020 年 1 月 18 日閲覧)
- 松村　明・編(2006). 幼児期. 大辞林 第三版. 三省堂. https://kotobank.jp/word/%E4%B9%B3%E5%85%90%E6%9C%9F-110421(2019 年 3 月 26 日閲覧)
- 日本医療機能評価機構(2014). 産科医療補償制度「補償対象となる脳性麻痺の基準」の解説. http://www.sanka-hp.jcqhc.or.jp/documents/exam/pdf/hosyotaisyou.pdf(2019 年 3 月 26 日閲覧)
- 日本理学療法士協会(2017).平成 28 年度日本理学療法士協会 職能に資するエビデンス研究. 小児リハビリ

テーション実態調査報告書.

- サンドラ・ブレイクスリー, 他(著), 小松淳子(訳)(2009). 脳の中の身体地図―ボディマップのおかげでたいていのことがうまくいくわけ. インターシフト.
- 瀬下　崇(2014). 呼吸障害に対する訓練法は？. 日本リハビリテーション医学会・監「脳性麻痺リハビリテーションガイドライン第2版」pp203-204. 金原出版.

参考文献

- 3学会合同呼吸リハビリテーションに関するステートメントワーキンググループ(2018). 呼吸リハビリテーションに関するステートメント. 日本呼吸ケア・リハビリテーション学会誌 27, 95-114.
- Cerebral Palsy Alliance. Gross Motor Function Classification System(GMFCS). https://research.cerebralpalsy.org.au/what-is-cerebral-palsy/severity-of-cerebral-palsy/gross-motor-function-classification-system/(2019年3月26日閲覧)
- 原行　弘(2003). 排便障害とリハビリテーション. 「排尿障害プラクティス」pp39-43.
- 稲員惠美(2017). PICUにおけるリハビリテーション. MB Med Reha 210, 7-13.
- 稲員惠美(2018). 重症心身障害児・者の摂食嚥下障害に対する理学療法アプローチ. 理学療法 35, 430-438.
- 岩井直躬(2016). 東西両医学からみた便秘の病態と治療. 医道の日本 75, 86-89.
- 近藤和泉(2016). 小児リハビリテーション分野で使用する評価尺度について. Jpn Rehabil Med 53, 353-358. https://www.jstage.jst.go.jp/article/jjrmc/53/5/53_353/_pdf(2019年3月26日閲覧)
- 厚生労働省ホームページ. わが国の新生児死亡数の年次推移；わが国の新生児死亡率(出生1000対)の年次推移；わが国の新生児死亡率(出生1000対)の年次推移(1982年以降)；主要国の乳児死亡率(最新年次) http://www.mhlw.go.jp/shingi/2008/11/dl/s1120-11n_0003.pdf(2019年6月22日閲覧)
- 奈良　勲・編(1999). 内臓マニピュレーション. 「系統別治療手技の展開」pp319-322. 協同医書出版社.
- NICUの歴史とこれから. スモールベイビー.com. http://www.small-baby.com/souzanji/nicu/history.html(2019年6月22日閲覧)
- 日本医療機能評価機構脳性麻痺児の実態把握に関する疫学調査プロジェクトチーム(2018). 脳性麻痺児の実態把握に関する疫学調査報告書―産科医療補償制度. http://www.sanka-hp.jcqhc.or.jp/documents/report/pdf/nouseimahijinojittaihaakunikansuruekigakuchousahoukokusyo.pdf(2019年3月26日閲覧)
- 岡井　崇. 産科医療補償制度―脳性麻痺発生率低下への貢献. www.jaog.or.jp/wp/wp-content/uploads/2017/05/109_20170510-1.pdf(2019年3月26日閲覧)
- 齋藤大地, 他(2004). 姿勢筋緊張の安定と呼吸機能改善を目的とした腹臥位保持装置の紹介. 北海道理学療法 21, 97-100.
- 齋藤大地, 他(2006). 小児理学療法外来訓練における家庭訓練指導の実態調査アンケート. 北海道理学療法 23, 58-63.
- 齋藤大地(2007). 尖足に手術をした先天性筋強直性ジストロフィー症児の理学療法. 難病と在宅ケア 12, 45-48.
- 辻井靖子(2004). 排泄障害. 看護 56. 63-65.
- 浦尾正彦(2014). 排便と健康. 順天堂醫事雑誌 60, 16-24.
- 吉村雅世, 南口淳子(2005). 手技を併用して効果を得る便秘の援助. Nursing College 9, 36-41.
- 吉岡和彦(2009). 排泄障害の治療・ケア2. 排便障害 A)生活指導. Modern Physician 11, 1591-1593.

疾患別在宅小児リハビリテーション

第5章 発達障害について

最近は社会的にも話題に上がることも多い発達障害について，理学療法あるいはリハビリテーション全体の関わりから考える.

5.1 発達障害の定義

　我が国では発達障害の定義として，2005年4月1日より施行の『発達障害者支援法』に定められた「自閉症，アスペルガー症候群その他の広汎性発達障害，学習障害，注意欠陥多動性障害その他これに類する脳機能の障害であってその症状が通常低年齢において発現するものとして政令で定めるもの」が広く使われている．同法からわかるように，発達障害とはいくつかの障害を含む総称（図5-1-1）であり，具体的な病名，

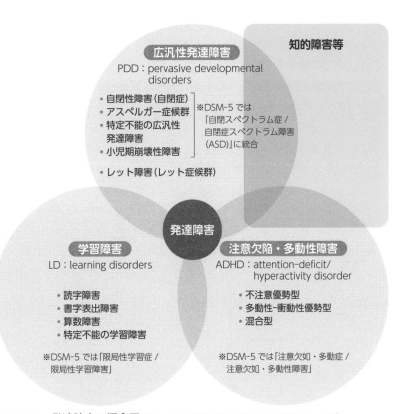

図 5-1-1　**発達障害の概念図**（ICD-10，DSM-Ⅳ-TR および DSM-5 より）

特定の疾患名ではない．また，前述の脳性麻痺，染色体異常などを合併することもある障害であり，その状態をさす言葉である．したがって，障害自体の発生機序はさまざまで，遺伝的な要因であったり，先天性の奇形が原因であることもあれば，母胎での生育や生後の環境が原因であることもある．

新田（2015）は，「ASD（Autism Spectrum Disorder；自閉症スペクトラム）の主な症状とされる社会性，コミュニケーション，イマジネーションの障害と，ADHDの不注意，多動性，衝動性以外に，身体機能において類似した特徴が報告されている．それは感覚入力に対する異常な反応と，姿勢調節の未熟さである」としている．言い換えると，発達障害のうちASDとADHDは，その特徴や普段の様子は異なるが，機能面では感覚異常と姿勢の未熟さにおいて共通している．この共通要素は発達障害のリハビリテーションを経験した専門職なら納得されることではないかと思う．本章では感覚面から姿勢機能への流れを通じて発達障害を考えてみたいと思う．

5.2　感覚，知覚，認知と発達障害

「感覚」は，光，音，においなどの「感覚刺激」があり，それを受容する器官である「感覚器」に入力され，これが，電気信号に変換されて，脳に送られることで生じる．この「感覚」に，強さ，時間的な経過，またこれらから触れたものの大きさや形，表面の様相（テクスチャ）などの識別的な要素が加わると「知覚」となる．さらに，「知覚」が過去の経験や学習に基づいて解釈されることで「認知」となる（岩堀，2011）．

皮膚感覚を例に取ってみよう．皮膚には，触れている感覚，圧の感覚，振動，皮膚の動き，温度，痛みなどを感じる受容器があるが，それぞれに刺激が加わっただけでは何の刺激であるか不明である．ごく瞬間的に背中に触れられたり，ぶつかった時などの感覚がこれに近い．しかし，これらがそれぞれ協働してはたらいて，皮膚にあたっているものの形状や硬さ，弾力性などを知覚することができる．さらに過去の経験を検索してこれは傘であるとか，人の肩であるなどと理解する．つまり，知覚の段階にいくためには，受けている感覚にある程度の情報量が必要となる．

しかし，感覚異常が生じている場合は，感覚自体の閾値が低く，強さや不快さを優先して感じ取ってしまい，例えば触れた時に回避的に手を引っ込めてしまう．遠い太古の昔，水中で生活していた原始的な生物の感覚器は，外界を「必要なもの」「害をなすもの」「関係ないもの」に分類するためにあった．漂ってきた有害な化学物質から回避する行動を起こせば，生き延びることができる．回避的な行動を起こすためにはゆっくりと感覚を受けているわけにはいかないので，回避反応はすばやく反射的である必要がある．だが，この状態では十分な感覚情報を収集することができず，識別的に使えない状態になっている．このように感覚が知覚の過程に進めない状態が発達障害の感覚異常といえる．小児の発達は，感覚面の発達が牽引して運動機能や認知機能が伸びていくので，成長の初期段階における感覚異常は，姿勢や粗大運動の発達，巧緻動作や応用動作，協調運動などの問題につながっていく．また，知覚経験を記憶に

蓄積していくことで認知過程に進むので，感覚異常は情緒面，知的面，学習面の問題にもつながっていく．したがって，筆者は感覚異常を発達障害の最も原初的な問題だと考えている．

5.3　感覚異常に対するトレーニング

5.3.1　感覚過敏について

　感覚刺激が知覚過程の段階に行くまでにある程度の情報量が必要であり，そのためにはある程度の時間，感覚を受けられることが前提になる．子どもがあまり物に触れて遊ぼうとしていない，手を握ると嫌がる，手を引っ込める，あるいは手で体重を支えていないなどの状態が見られたら，手掌の感覚過敏を疑う．特に指尖部と，手掌面やMP関節などの感覚に差がある場合は，瞬間的に指先で触れたりはするが，物を持ったり握ったりしなかったり，人の手を玩具に持っていって操作させようとする（クレーン遊び）．

　他の部位も確認する．特に，足底，座骨付近などは，発達の中で荷重されていく部位であるので，この部位に感覚異常があると荷重回避したり，あるいはつま先，かかと等の特定の部位のみで接地したり，荷重の強さの段階付けなどがうまく入力されず，正しい経験が蓄積されないことで，姿勢発達の遅延の原因となりやすい．口腔周囲，顔面なども摂食の面で影響がある．体の前面の皮膚や背中といった部位の感覚障害は眠っている姿勢や腹臥位での移動にも影響がある．接地面の皮膚の感覚と，現在の姿勢を繋げて考えていくとよい．

　岩堀(2011)は，触覚の特徴のなかでも，順応が起こりやすいことと，有毛部と無毛部の機能の差があることを挙げている．「何かが触った」というような受動的な感覚は鋭敏であるが，触れた物の性質を感知し識別することは，無毛部の手掌や足底が優れている．感覚異常があるということは，皮膚感覚の中で触れられることには反応しているが，圧の加減，皮膚と軟部組織のズレや触れている面の凹凸や剛性などが検出できていない状態といえる．過敏による短時間の接触では，これらを知覚することは難しく，それなりの時間をかけた接触が必要となる．

5.3.2　感覚トレーニングの基本

　トレーニングについては，まず，遊んだり活動する前に十分な皮膚への押しつぶしに順応してもらうのが基本的な治療方法となる．指尖部，掌底といった部位は比較的触覚経験が積まれていることも多い．対象部位は，手相の部分であったり，MP関節であったり，指の間であったりと，これまでは回避反応でほとんど触れる経験が不足している部分を中心に，掌全体と感覚をつなぎ，なじませるようにする（図5-3-1①）．最初は感覚の閾値も低く，過敏で不快さを感じやすい状態なので，直接触れる場合はごく弱い圧に留める．また，前述のように強さ，温度，表面の材質，圧の変化などの複合した触知覚の入力のためには，長時間の入力が必要となるので，トレーニ

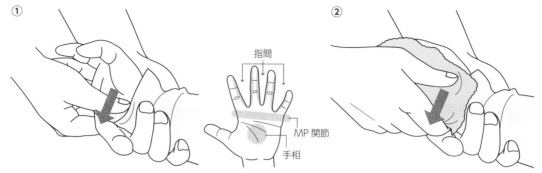

① ② 指間 MP 関節 手相

図 5-3-1　感覚異常に対する対応─皮膚の押しつぶし（手相部）
① 手相・MP 関節・指間を押して圧をかけながら，ずらす（→）.
② 回避がある場合，タオル越しに皮膚の押しつぶしを行う.

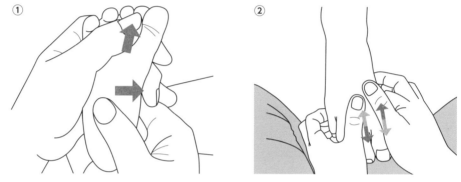

図 5-3-2　感覚異常に対する対応─皮膚の押しつぶし（足部）
① 踵部，MP 関節を指で押しつぶしながら，ずらす（→）.
② 中足骨部分に指を当てて，ハサミのように互い違いに上下させる．5 本とも，一本ずつ行う.

ングでは徐々に時間を延長していくことが目標となる．回避反応ギリギリくらいが理想的だが，もし回避してしまうなら，なるべく長時間行うが次善の策である．また，それでも回避あるいは不機嫌さがあるのなら，タオル越し（図 5-3-1 ②）やクッション越しに触れるなど刺激をさらに低くする．こうしたトレーニングを，訪問開始時の定番の内容としたり，ルーチン的に訪問時間内に何度か繰り返したりすることも有効である．本来の順調に発達した場合に比べて，かなり経験量に個人差があるが，それでも少しずつ変化が見られて，自分から握ったり，体重を支えるようになれば改善が期待できる．足底についても同様に行うと，座位保持や掴まり立ち以降の運動発達に好影響がある（図 5-3-2）．体重支持や物の把握よりもさらに細かく複雑な動作や操作を行う場合，表層の皮膚は多方向に滑走し動くことが必要となる．より高度な運動や巧緻動作を獲得するためには，圧を加えたうえでずらすような動きを入れて，耐性を作っていくように準備を行うと有効である．

5.4　座位姿勢の調節機能について

5.4.1　姿勢保持に必要な情報

地球の重力下でわれわれが姿勢を保つために必要な情報は，以下の3つである．

> ① 自分の体の情報
> ② 自分に作用している力の情報
> ③ 環境に関する情報

これら3つの情報の入力のため，表在覚(皮膚に感覚受容器がある)，固有感覚(筋，腱，関節に感覚受容器がある)，視覚，前庭感覚と内臓感覚の5系統の感覚受容器が利用される．また，表在覚(皮膚感覚)には触覚，圧覚，温覚，冷覚，痛覚があり，固有感覚には位置覚，振動覚，深部痛覚がある．表在覚と固有感覚はまとめて体性感覚とよぶこともある．

この5つの感覚のうち，前節では主に表在覚について説明した．腹臥位系の姿勢では手掌面が，立位での接地では足底が重要な荷重面であるのと同様，座位では座骨周囲が重要な荷重面となり，表在覚も含め，姿勢調節に必要なそのほかの感覚情報を入力する．

座位では座骨付近に体重がかかり，接地面からの反力を受けるので，座骨付近の皮膚および脂肪組織は圧刺激を受ける．また，座骨の骨膜にある感覚受容器からも座圧による感覚情報が入力される．その他，殿部に付着している筋肉も潰れて圧を受けている．筋肉内には筋紡錘が筋肉の形状の変化を，腱紡錘が張力を感知して伝えているので，殿部の圧も感知することができる．殿部における圧の左右や前後の差は，体重のかかった感じや殿部の不均衡さを脳に伝えて，バランスを取る反応を起こしている．さらに，家屋や景色といった視覚から入る情報による補正で自分が地球に引っ張られているベクトルとしての重錘線からどのくらいずれているかの情報を得たり，内臓の水分の移動により身体の荷重感覚を得たり，前庭感覚からアンバランス時や転倒時の頭部への回転・重力加速度の情報を得ている．

5.4.2　姿勢保持のための介入

お子様に座骨付近の皮膚の過敏があれば，前項で紹介した圧入力や皮膚と軟部組織をずらすトレーニングを行った後に座る活動を行うのは有効である．さらに，殿部の筋肉をマッサージして適度な弾力を得られるようにしたり，座った姿勢で殿部側面の皮膚を押し下げるようにして左右への重心の移動を感じやすくすることで安定を促すことができる(図5-4-1)．離席が問題となりやすいADHDのお子さんであるが，骨盤が後傾して座骨付近に体重が落ちていない場合が多い(図5-4-2)．骨盤をしっかり立てて座骨付近への荷重を促すことで，しっかり座る感覚を育てることができる(図5-4-3)．

また，机に突っ伏すように座ったり，左右非対称で座っている場合にも座骨部分に

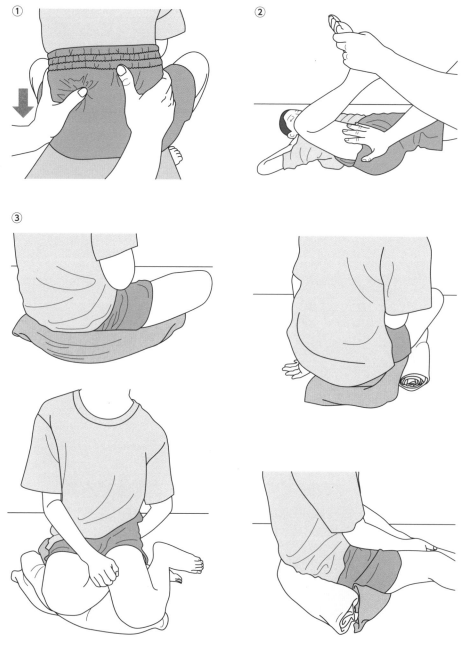

図 5-4-1　重心移動の促進
① 殿部を下に押し広げる.
② ハムストリングス内側を圧迫する. マッサージは, 座骨周辺の筋肉をしっかり潰れるように圧迫しつつ, 異常感覚などがないか確認する.
③ 床座位の場合も殿部を押し下げて広げる手技は有効である. あぐらや長座位, 横座りなどにて隙間があればタオル等で埋める.

ついては同様の感覚の問題があると考えられるが, そもそも姿勢を保持するための筋肉が脊柱を中心に育っていない場合も多い. ADHD のお子様は, 普段から活動性も高く離席していたり, 飛んだりはねたりしていても, しっかり止まったりすることが苦

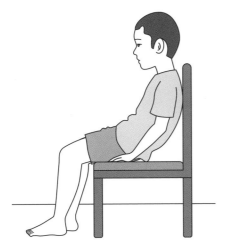

図 5-4-2　発達障害の子に多い姿勢の問題

離席が問題となりやすい ADHD では骨盤が倒れて座骨付近に体重が落ちていない場合が多い．骨盤をしっかり立てて座骨付近への荷重を促すことで，しっかり座る感覚を育てることができる．

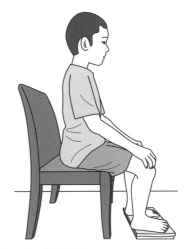

図 5-4-3　姿勢調整

椅子座位は，座面はクッション性があり滑りにくいもので，できれば，下腿の長さと椅子の高さは一致していたほうがよい．差がある場合は，足台などを利用する．力を加減しながら加圧することで，接地感覚が入りやすい．

手でバランスを崩して転ぶことも多い．さらに，翼状肩甲であったり，反張膝や外反扁平足であったりと，関節付近に問題がある場合もある．体を支えたり，何かにしがみついたり，よじ登ったりすることが苦手である．これらの特徴は，隣接した骨を連結して自分の体の形状を把握したり姿勢保持するのに関与し，疲労耐性に優れたローカル筋が育っておらず，起始と停止が離れていて一時的に大きな出力が得られるが疲労しやすいグローバル筋をよく使うことによる（新田，2015）．広背筋，腸肋筋，最長筋などの筋を使ってジャンプや走行といった運動を頻繁に行っているが，一定時間以上の姿勢保持が苦手になりやすいのはこのためである．ローカル筋には，棘間筋，横突間筋，回旋筋，多裂筋，半棘筋などがあり，これらが十分に働くことで，姿勢保持しやすくなり，思春期前後に起こりやすい側弯症といった二次障害も予防できると考える．ローカル筋は，体操やストレッチなどで十分に伸長することも可能だが，座骨付近への荷重により，良姿勢を保持しながら一定時間遊び，少しずつ疲労耐性を伸ばしていくのが，情緒や認知の発達面からも効果的と思われる．

　ADHD の離席の問題について，前庭感覚への感覚欲求を充足させることを目的に跳んだり回ったりするような前庭感覚を入力することで鎮静する様子が報告されているが，前庭感覚はスポーツでの複合動作や緊急的な危険回避に主に使う機能であるので，前庭感覚を頻回に入力することは，上記の場面での影響は考えられるが，鎮静しても長時間の姿勢保持や離席防止の効果や学習面における効果があるかは不明である．おそらく，さまざまな感覚異常や刺激を処理できなくなっている状態に，緊急時の感覚である強い前庭感覚が入ることで，ノイズでいっぱいだったような状態から一時的に解放されているのではないかと考える．発達支援を考えるのであれば，やはり「遊び」の中で，少しずつ自発的な身体運動を引き出し表在感覚や固有感覚を使って姿勢を作ったり，上肢を操作したりという経験を蓄積していきたい．

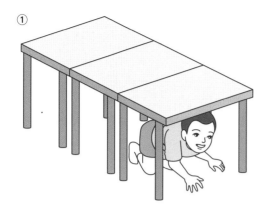

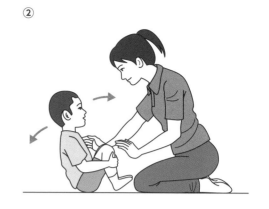

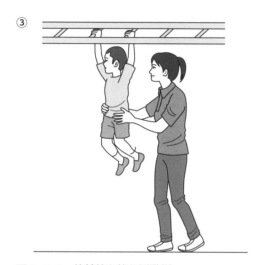

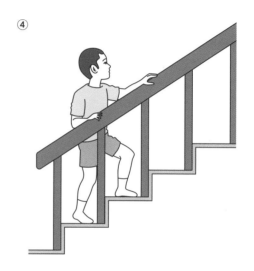

図 5-5-1　体幹筋を使う活動例
① トンネルくぐり，網くぐりなどで，四つ這いの経験不足を補う.
② 背臥位で両下肢を抱えて丸まって，ゴロゴロと頭尾方向，左右方向に揺れたり，起き上がりこぼしのように起き上がる.
③ 肋木，雲梯などに短い距離でもよいので挑戦する. 近所に公園などあれば，訪問中に少し外出して行ったり，室内に幼児用
　の室内遊具があればそれを利用する.
④ 手すりなどを使って階段に挑戦する.

5.5　身体イメージの構築

　　前項までは感覚の知覚化につまづいている発達障害の説明をしてきた. 感覚発達の
知覚過程が進んでさまざまな遊び，日常生活活動を行い，上達したり称賛を受けると
いった体験が蓄積していくことで認知過程に進んでいく. そして認知面が発達してく
ると，運動面では脳内に自己の身体のイメージが形成されてくる. 身体イメージによ
り自分の身体はこのくらいのサイズであり，このような形であり，視覚で確認せずと
も手を回すとこのくらいの範囲で対象をつかめるとか，一歩でどのくらい移動できる
とかがつかめるようになり，身体図式や運動企画が発達していく. そして自己の身体
イメージを延長させ，物を身体の一部としてイメージすることで，遊具で遊んだり，

ボールを使えるようになったり，三輪車，自転車のような乗り物を操作できるようになってくる．走り回ったり跳んだりしている ADHD のお子様が，障害物にぶつかったり躓いたりしやすく，遊具やボール，乗り物での遊びが長続きせず上達しないのは，そのベースとなる身体感覚を知覚化していくのが苦手で，身体イメージが構築されにくいためである．在宅リハビリテーションで，発達段階でのこのような運動面の相談を受けた場合は，やはり過敏さや感覚異常を精査したり，母子健康手帳などを確認して発達歴での遅れや取りこぼしがないかを実際の動きと付け合わせしながらピックアップしていき，姿勢の保持といった課題に取り組んでいく必要がある．特に，頸定が遅れて腹側筋の発達が遅れているとか，いざり移動をしていて四つ這いを経験してきていないなどは頻繁に見られるので，現在のプログラムに，腹側の体幹筋をしっかり使う活動を組み入れたり（図 5-5-1），過敏への対応として識別的な感覚で遊べるように支援することは有効である．

5.6　認知機能と概念化

　身体的知覚を認知経験として記憶に蓄積していくことで，イメージ化は身体情報だけではなく，さまざまな生活上の対象に対して行われる．例えばボールであれば，丸い形，柔らかさ，匂い，弾むなどのイメージと繋ぎ合っていく．これに音声で物の名称などを繋いでいくことで，言語獲得のベースとなるが，逆に言語からもイメージや知覚情報が想起できるようになる．このように，言語による対象の概念形成が進んでいく．

　概はおおよそ，念は思いである．共通の意味内容を持ち，異なるもの同士でそれを説明しあえるもののことである．その説明は完全に一致していなくても，大体でよい．例えば，時間，空間，命，言葉，場所などである．概念の対義語は，具象，具現，実存，実在などである．

　概念化は，ほぼ人間のみが習得し使う能力である．イルカや一部の動物が言語を理解するが，人間ほど積極的に使うことはできないし，物語などを作ったり，数や芸術などに発展させることも困難である．

　概念化により人はこの場にない対象について，説明し合い共有することができる．認知過程が進んでいくと，さまざまな形の積み木を組み合わせてロボットや電車として遊んだりなど，少しずつ実体がない概念的な情報のやり取りを使って遊ぶようになる．さらにごっこ遊びや役割を用いたロールプレイ，登場人物を設定したお話しごっこなどにもつながっていく．感覚異常が影響している発達課題に，この概念形成のつまづきがある．

　概念形成のつまづきに対する在宅でのリハビリテーションとしては，しっかりと身体面の発達を促進していくことが基礎的な支援になっていくが，同時に上記のような見立て，ごっこ遊びの要素を日常から取り込んでいくことが（図 5-6-1），少しずつ概念を形成する手助けとなり，概念を使用しての学習がメインとなっていく就学後の

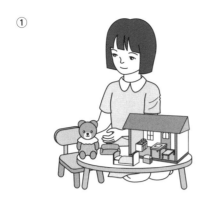

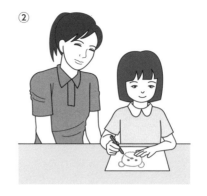

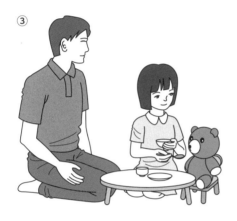

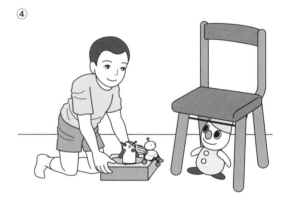

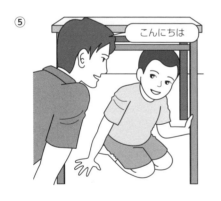

こんにちは

図 5-6-1　概念化を助ける遊び
① 好きなキャラクター玩具で，家具を使って舞台を作って遊ぶ．
② 好きなキャラクターを登場させる絵を描かせ，どうなっていくのか質問して導く．
③ ストーリー仕立てでままごとをする．身近な家族構成で，食器や玩具や敷物なども使って想像力を助ける．
④ ティッシュの箱を車にしたり，イスを家に見立てる．
⑤ テーブルの下をお家にして遊ぶ．

基礎を形作ることができると思われる．

引用文献
• 新田　収(2015)．発達障害の運動療法．pp45-50，pp70-86．三輪書店．
• 岩堀修明(2011)．図解　感覚器の進化　原始動物からヒトへ　水中から陸上へ．pp16-20，pp212-232．講談社．

参考文献
• 岩村吉晃(2001)．タッチ(神経心理学コレクション)．医学書院．
• 小西紀一(1985)．小児の運動発達4．知覚の発達．理・作・療法 19，695-702．

第**6**章 **先天性の異常**

　先天異常は出生児に認める形態的異常(先天奇形)と，潜在する機能的異常に大別され(図6-1-1)，原因として染色体や遺伝子の異常，薬や感染などによるものがあるが，60〜70％は原因不明である．ここでは染色体異常についてのみ取りあげるが，担当するお子様が先天性の異常をもっている場合，十分に疾患についての情報を得ることが重要である．

6.1 染色体と染色体異常

　生物の細胞には核があり，その中に遺伝情報を含んでいる染色体(遺伝子)がある．染色体には生命の設計図といわれる DNA が折りたたまれており，この遺伝情報を読み込んで体の細胞が作られる．ヒトの正常の体細胞では，一つの細胞に22対の常染色体と1対の性染色体があり，合わせて計46本の染色体を持っている．

　小児の先天異常のうち，染色体の数的異常や構造異常を示すものを染色体異常という．染色体に異常があると，身体の部位が低形成となったり奇形になったり，神経や内臓器官が未成熟であったり機能不全になる．染色体異常で出生する割合よりも，受精の段階での染色体異常はさらに多く，出産までに流死産となる場合が多いとされている．

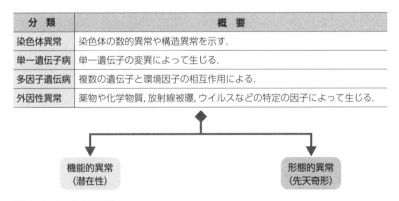

分　類	概　要
染色体異常	染色体の数的異常や構造異常を示す．
単一遺伝子病	単一遺伝子の変異によって生じる．
多因子遺伝病	複数の遺伝子と環境因子の相互作用による．
外因性異常	薬物や化学物質，放射線被曝，ウイルスなどの特定の因子によって生じる．

機能的異常
(潜在性)

形態的異常
(先天奇形)

図 6-1-1　**先天異常**(室月，2013 より筆者要約)

染色体異常は，22 対の常染色体に起こるものと，1 対の性染色体に起こるものとに大別される．常染色体異常では，種々の外表奇形のみならず知的発達の面でも障害がみられることが多いが，性染色体異常においては外表所見からは気づかれないほどの軽度の障害例が少なくない．これは遺伝情報量の割合が常染色体のほうが性染色体よりも圧倒的に多いことが理由で，結果的に発達障害の症状が出る割合や程度も常染色体異常のほうが一般的に高いとされている．短く切ったロープのような形状をしている染色体は，通常 2 本で 1 対（ダイソミー）であるが，これが 1 本になるのが「モノソミー」，3 本になるのが「トリソミー」，4 本になるのが「テトラソミー」，5 本になるのが「ペンタソミー」となる．これらは異数体（数的異常）と呼ばれる．

46 本 23 対の染色体を大きい順に並べてナンバリングした数字で染色体を表す．主な染色体異常症である 21 トリソミー（ダウン症候群），18 トリソミー（エドワーズ症候群），13 トリソミー（パトウ症候群）のそれぞれの病名の前の数字は，この番号を示している．したがって，番号が小さいほど大きな（＝情報量が多く重要な）染色体に異常があるということになるので，一般的に重症となりやすい．なお，染色体検査の初期の時代，遺伝子の大きさを並べるときに 21 番目と 22 番目を誤ってカウントしたエピソードが知られているが，ダウン症候群の原因の染色体として既に周知された後であったので，そのまま 22 番目の染色体を 21 番目としている．したがって，最も小さい染色体で，数的異常の影響が比較的少ないトリソミーがダウン症候群ということになり，患者数が多い原因の一つである．

18 トリソミー，13 トリソミーはともに，低出生体重や心疾患，呼吸不全の影響で死亡率が高かったが，NICU での救命医療技術が進歩したことにより，退院して在宅療養されることが多くなった．染色体異常に関するこの項では，ダウン症候群と併せて紹介したい．

6.2　21 トリソミー（ダウン症候群）

6.2.1　疾患の概要

ダウン症候群のうち 21 番染色体が 3 本ある標準型が 90～95 ％を占め，その他に転座型，モザイク型などもある．ダウン症候群の特徴としては，まず特徴的な顔貌が挙げられる．全体に丸顔であることが多く，まぶたは厚ぼったく目尻が上がり，鼻は低く，顎が小さく未発達で，頭髪は直毛で薄いなどである．また，全身的には，四肢が短く胴が長い，指が短く手足が小さい，かさかさと乾燥した皮膚，身体が柔らかく筋緊張が低く，力が弱いなどである．心臓疾患，知的障害，運動発達の遅れを合併していることも多い．

ダウン症に限らず，染色体異常，もしくは遺伝性の疾患にリハビリテーションを行うにあたって優先すべき評価は，遺伝子の影響で形態的あるいは機能的に成熟せず，低形成な部分を把握することである．それは，臓器であったり，神経であったり，筋肉であったり，その他の身体のパーツであったりとさまざまである．障害像や能力低

下を評価したりあるいは ICF（国際生活機能分類）の中での心身機能・構造といった各項目に落とし込む前に，身体のどこの部分が遺伝子の影響を受けているのかというのを明確にしておく必要がある．これらの未成熟，低形成が合併症となる．心奇形（心室中隔欠損・心房中隔欠損・心内膜床欠損・動脈管開存・ファロー四徴など）はダウン症候群の 40〜50％に合併し，そのほか消化器奇形（食道閉鎖・十二指腸閉鎖・鎖肛・巨大結腸症など），易感染症〔風邪から肺炎や気管支炎・結膜炎・中耳炎（難聴）〕，白血病，閉塞性睡眠時無呼吸症，てんかん，ホルモン異常，甲状腺機能異常症，皮膚のトラブル（季節による乾燥肌，発汗やあせも），肥満など多岐にわたる．

心疾患については，運動負荷との相関もあるので，指示書や禁忌事項を確認する必要がある．蜂須賀（1999）は，乳幼児への心疾患における運動療法では，遊びや運動量を管理する必要はないが，運動量が過大になったときはいつでも自発的に止められるように配慮することが必要で，運動療法は実施不可能であり，負荷量は患児の自発性に任せるとしているが，運動量管理や運動強度の明確な指針はない．また野原（2012）は，チアノーゼ型心疾患（術前）への運動療法で，運動耐容能の向上は可能だが，心肺機能の向上については不明で，ヘマトクリット値（血中の赤血球割合）の上昇，筋肉内毛細血管増加などの代償機転が働くことは考えられるとしている．もし手術を控えているのであれば，負荷の高い内容は選択せず，手術後の経過に合わせて検討していくほうがリスクを減らせる．

神経系も未成熟なため，これによる障害が感覚面では過敏や鈍麻，運動面では低緊張さとして表出され，またそれらの蓄積が知的発達の遅れとして顕在化している．ただ本疾患は，大きな合併症がない場合，ゆっくりとしたペースで発達はしていくので，その時々の成長度合いを把握して，運動発達に基づくプログラムを行う．

整形外科的合併症では，環軸椎脱臼，股関節脱臼，大腿骨頭すべり症，膝蓋骨の脱臼，足部の変形（扁平足）など，やはり関節の低形成と，筋緊張が低いことで関節が護られていないことが重複していることに影響された問題が多い．特に環軸椎脱臼については，MRI や X 線検査が施行されているもしくは予定されているかを念のため確認したほうがよい．一見関節がしっかりして見えても，脊髄損傷などの二次障害を予防するため必須で検査を受けることになっている．股関節脱臼も，運動発達が進んでいくにつれて問題となってくる可能性もあるので，整形外科にチェックしてもらう．足部外反扁平は，荷重開始時から，医師や施設のリハビリテーション職等と連携をとりながら，足底板やアーチサポート，ハイカットシューズなどで対応していくことが多い．

6.2.2 ダウン症児の運動発達支援

ダウン症児の運動発達が遅れる原因として，主に表 6-2-1 に挙げたものがある．前節でも述べたように，神経の未成熟さ・低形成が，感覚神経（ニューロン）に表出したのが過敏や鈍麻である．皮膚の症状（乾燥，疥癬）がある場合は，皮下の感覚受容器も低形成であることも考えられる．同様に運動神経に表出したのが，低緊張さである．また，神経の中枢である脳全体の発達も未成熟で，神経細胞の萎縮，細胞数の減少，構造の乱れ等があり，知的発達レベルは，軽度知的障害（IQ・DQ75〜50）から中

表6-2-1 ダウン症児の運動発達が
遅れる原因

1. 健康的な問題：合併症など
2. 脳・神経の問題
3. 感覚器官の問題
4. 筋肉の問題

表6-2-2 ダウン症児の運動発達に関する報告の平均月齢の
比較

	押木 (2005)	塚崎 (2005)	多和田 (2011)	伊東 (2018)
頸定	6	6	6.1	5.8
寝返り		7.5	7	6.1
座位・起座	10.4	14.5	13.8	14.1
腹ばい移動, ずり這い	12.5			12.8
四つ這い, 手膝這い移動		18.5	16.5	19.3
掴まり立ち	16.8	21		19.4
伝い歩き		23.9		21.6
独り立ち				25.9
始歩, 独歩	23.1	29.6	30.1	28.6

等度知的障害(50～25)レベルが多い．言語発達による検査上での遅れがあるが，言語を用いない知能検査では高得点を示すこともある．これらに，難聴やてんかんの合併症による影響もある．性格的な傾向としては，一般的に明るく前向きで，音楽やダンスを鑑賞し自分でも行い，楽しむ一方，自分本位に遊び，人とやりとりするのは苦手であったり，ものへのこだわりが出る場合もある．広汎性発達障害や自閉症スペクトラムといった発達障害とも特徴が似通う傾向がある．上記を把握したうえで，在宅リハビリテーションを組み立てる必要がある．

　ダウン症児がリハビリテーションを処方されるタイミングは早く，出生時の筋緊張の低下，哺乳不良，特徴的な顔貌により出生後約2か月までに親は診断を告げられている．最近では，新型出生前診断(NIPT)が2013年4月1日から臨床研究という形でわが国に導入されているので，さらに早期に診断を受けている可能性もある．したがって，比較的早期の0歳時からリハビリテーションを開始することが多く，最初は頸定や寝返り等の床上移動，座位の安定を目標に進められることが多い．

　発達予後には幅があり，遅れながらも運動発達して立位や歩行までゆっくり到達し(表6-2-2)，言語や社会性も獲得する軽症例から，心疾患，消化管疾患や甲状腺疾患などを合併している重症例までさまざまである．軽症例でも，筋緊張の低さや感覚過敏などがある場合もある．こうした症状の程度により，その後の発達予後が異なる．また，全身の背側と腹側を比較すると，腹側に筋力や緊張の弱さが出やすい．したがって，合併症の有無，感覚の過敏さ，筋緊張の低さなどを確認しながら，ゴールを予測して関わる．

　運動発達評価のポイントとアプローチについては図6-2-1～図6-2-8にまとめるが，大きなポイントとしては，以下が挙げられる．

〔運動発達評価のポイントとアプローチ〕

①腹臥位でのヘッドアップが頸定の目安と考えられているが，実用的には体を倒して前側にこらえる力が必要である．抱き上げても首が遅れない，哺乳や呼吸が安定す

頸定

観察	評価のポイント
・背臥位でまっすぐ向けず，どちらか一方向に頭が倒れて向いていることが多い． ・引き起こし反射テストで頭がついてこない（ヘッドラグ）．	①聴覚や視覚はどうか ②心疾患合併症による姿勢制限はあるか ③顔の向きの左右差はあるか

原因
頭部と胸部をつなぐ頸部前面筋群が弱い．

発達への影響
・注視や追視等の初期の知的発達の基礎が遅れる． ・哺乳や飲み込みが苦手になる．

↓

〔アプローチ例〕
- 枕などを工夫して，背臥位で正中位に頭が向くように誘導する．
- 腹臥位の経験（あまり急がなくてもよい）．
- 心疾患合併などで腹臥位が困難な場合，抱っこや座位の中で頭部の立ち直り反応を促通する．

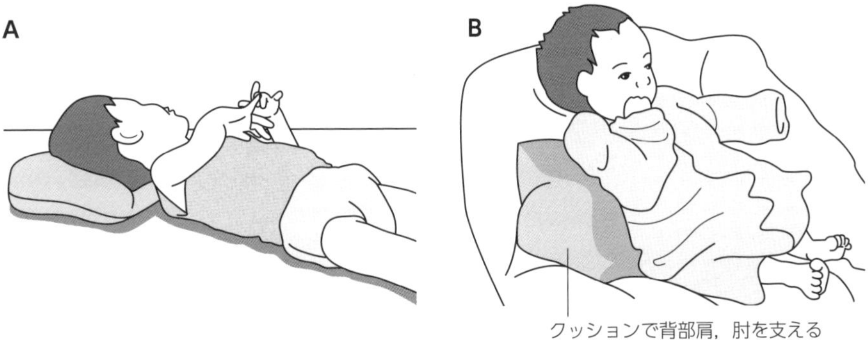

A　　　　　　　　　　　　　B

クッションで背部肩，肘を支える

図6-2-1　頸定：運動発達評価のポイントとアプローチ
A：仰臥位にて枕などを工夫して，一方に傾いた頸部を正中位に向くようにする．
B：体を垂直より後ろに傾けて，首が後方にいかないようにこらえられるような角度に設定．視線を合わせて呼びかける，玩具で追視を誘導するなどして，顎を引く動きを少しずつ強化する．手足を前側に出して丸めるようにすると，より力が入りやすい．

る，左右への追視範囲を広げる，寝返りに繋がっていくなど，その後の発達で必要とされる動きのベースとなるので，日常の動きで頸部前面筋をしっかりトレーニングする．

②いざり移動ではなく，四つ這いに向かっていく流れを可能なかぎり作る．四つ這いは苦手とする運動の一つであり，いざってしまった場合には，手掌面の接地や体幹筋の使用，回旋運動など四つ這いしていた場合の運動発達要素を補う．

③筋緊張が十分高まってこないうちに立位，歩行を獲得すると膝を伸展させたまま関節をロックして体重支持したり，さらには反張膝が生じている場合も多いため，この状態を確認したなら，関節を傷めないようにフォローする必要がある．同じく筋緊張が低く関節がゆるい傾向にある足部にも外反扁平が頻発するので，こちらは時期を考えて足部の形状やアーチをサポート可能な補正靴や足底板を使用していく．

背臥位

観察	評価のポイント
・筋緊張低下のため，下肢の持ち上げがほとんどみられない． ・カエル様に下肢が開いている．	①腰椎の前弯はないか ②手―手，手―口の協調運動がみられるか ③下肢の動きはみられるか

原因	
腹部と下肢の筋緊張が低い．	

発達への影響	
・腹部から下半身の活動が貧弱になる． ・手―足の協調運動が遅れ，寝返りが遅れる．	

〔アプローチ例〕

・体幹をしっかり曲げて骨盤後傾して足を持ち上げ，足に興味を持ってもらうようにし，手で触れてもらって遊ぶ．
・同様に頸部の側からも少し頭を持ち上げて足を見せる．
・弱点である腹側筋群の促通を行う．抱っこの工夫で少し垂直位も体験させる．

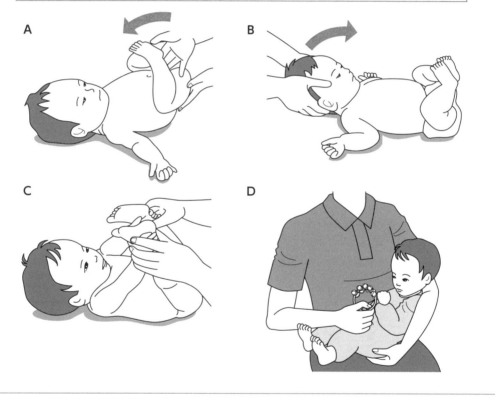

図 6-2-2　背臥位：運動発達評価のポイントとアプローチ

A：体幹をしっかり曲げて骨盤後傾して足を持ち上げ，足に興味を持ってもらう．
B：同様に頸部の側からも頭を持ち上げて，足を見させる．
C：児の手で足をつかませる．
D：抱っこを工夫し，少し垂直位を体験させる．

腹臥位

観察	評価のポイント
・軟部組織の接地面が広く重心が前方にある.	・On hands までできているか？その時に過度な腰椎前弯がみられていないか？

原因	
感覚異常や肩周りの低緊張さで手足で支える経験が少ない.	

発達への影響	
・肩甲帯筋群や腹筋群の正常な発達の妨げとなりやすい.	

⬇

〔アプローチ例〕

・腹臥位を嫌がる場合, 腹臥位抱っこによる空中ブランコ等を行う.
・背中の弓なりに注意しながら胸の下にタオルを入れたり, 骨盤を軽く押さえて重心を後方に移す.
・前腕や肘や手のひらで体を支える練習.

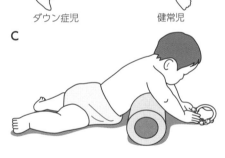

ダウン症児　　　　　健常児

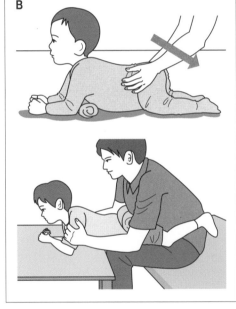

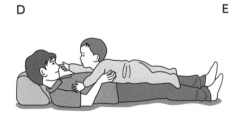

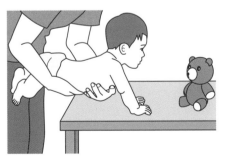

図 6-2-3　腹臥位：運動発達評価のポイントとアプローチ

A：ダウン症児と健常児の胸郭組織の接地面の違い.
B, C：胸の下にタオルなどを入れたり, 骨盤を軽く膝の方向に押さえて重心を後方に移す.
D：腹臥位を嫌がったり経験が足りない場合は, 介助者のお腹の上などで柔らかさ, 安心感を伝えることも有効である.
E：腹臥位によるパラシュート反応.

寝返り

観察	評価のポイント
・各粗大運動の中で遅れが最も少ないかわりに代償運動になりやすい.体の回転の質を観察する必要がある.	・全身の反り返りや後頭部の押し付けから,回転力を得ていないか. ・体のねじれ(回旋)は出ているか. ・臥位←→座位の姿勢変換の評価(体の柔らかいダウン症児は開脚で姿勢変換し,体幹の回旋が使われない).

原因
①下肢の持ち上げが不十分 ②体軸の回旋が不十分 ③側臥位での頭部および上肢の持ち上げが不十分 ①,③が背臥位,腹臥位,側臥位で獲得できていれば可能.

〔アプローチ例〕
・背臥位での下肢の持ち上げと回旋(図6-2-2),側臥位での十分な頭部の持ち上げ,下側の肩周囲の支持性の向上を促していく.

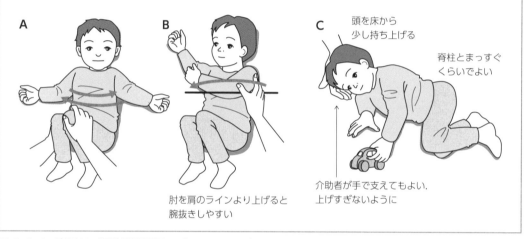

図6-2-4 寝返り:運動発達評価のポイントとアプローチ
A:体軸の回旋を誘導する. 下肢から回旋介助するとやりやすい.
B:胸部(胸骨のライン)の回旋介助.体軸に直接はたらきかける.
C:側臥位での頭部と上肢の持ち上げ(側臥位での遊び方).

座位

観察	評価のポイント
・座位からの姿勢の変換が少なく,長時間座っていることが多い. ・いざり移動をする.さらに運動発達が遅れる.	①頸定はされているか? ②on hands は可能か? ③左右差はないか? ④同じ座位姿勢をとり続けていないか? ⑤どれくらいの体重移動が可能か?

原因
筋力が十分ついていないうちに安易に座位姿勢ばかりをとらせていると,いざり移動が出現する場合もあるので,注意が必要.

〔アプローチ例〕
・頸定されてきたら,寝返りの練習と並行する.
・座位の中での体幹の回旋や体重移動を経験させ,臥位⇔座位の姿勢変換に結びつけていく.
・割り座,横座り,椅座位などさまざまな座位姿勢を提供していく(座位バリエーション).

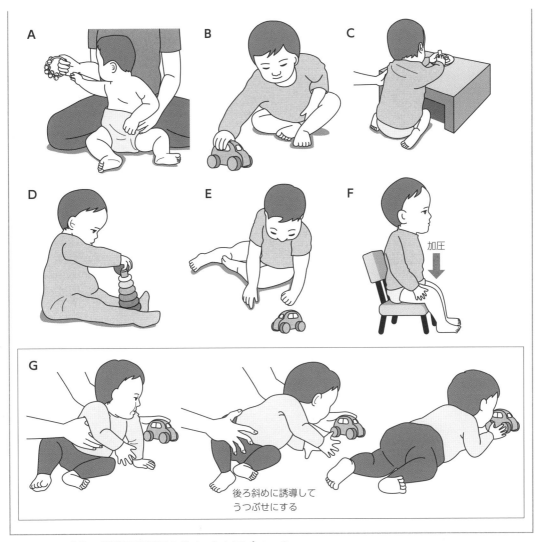

図 6-2-5　座位：運動発達評価のポイントとアプローチ
A：座位での後方への体幹回旋　B：あぐら座位での前方へのリーチ　C：割り座での前方へのリーチ　D：長座位
E：横座りへの誘導　F：パイプイスでの座位　G：うつぶせへの誘導

割り座は内転筋を使う，左右に倒れない，そのまま四つ這いに移行できるなどのメリット，下肢の緊張を強める，回旋要素が少ないなどのデメリットがある．緊張が低く，四つ這いが苦手な場合が多いダウン症児の場合は，メリットのほうが多い．
横座りは体幹側屈の強いカーブを作る必要がある座位なので，体幹の弱いダウン症児はあまり自分でやることが少ないと思う．座骨荷重の不得意側などがあれば，そちらを治療的に選択することもあるし，体軸回旋が弱い場合もトレーニングに使える．
椅子座位は下腿の長さと大体合っていれば，テーブルを使ったりして姿勢と遊びが安定しやすい．足の裏を体重支持に使う最初の体験になるので，過敏がないか確認したり，荷重経験のために大腿から膝を加圧してもよい．あぐら座位で前方にリーチすることで股関節周囲に伸展，外転方向の負荷を生じさせ，骨盤の安定や立位の準備がすすむ．

四つ這い

観察	評価のポイント
これまでの床上の姿勢運動が統合された集大成の意味合いを持つので, 要素となる姿勢運動が未獲得, 未成熟な場合には, 苦手とする運動の一つ.	寝返りは可能か, いざり這い, 腹這い, 肩肘這い, 膝をロックして高這い等, 他の移動手段を使っていないか.

原因	
以下の3要素 ①上肢の支持性不良 ②体幹の筋力低下 ③骨盤周囲筋の抗重力位保持不良	

〔アプローチ例〕
①について；on hands の促通
②について；座位の獲得同様, 体幹の立ち直り反応の促通
③について；四つ這い保持の促通

図 6-2-6 四つ這い：運動発達評価のポイントとアプローチ

四つ這いを獲得せず他の移動手段をとった場合のデメリットは以下となる.

寝返り：上肢の支持性が育たず, 移動目標の視線も外れてしまうので, 途中で目的運動にならずに, 別の遊びになってしまうこともある.

いざり這い：座ったまま移動し, 目標に到達して遊べるので, 一切姿勢変換の必要性がなくなり, 各姿勢と動作や交互運動が成熟していかない. 一側向きのいざり這いの場合は, 非対称性も強まってしまう.

腹這い：ここまで発達しているが, 手の支えが十分ではないので, 腕力や器用さ, 物の操作性などが育たない. ただ, 比較的交互性や体幹の運動は起きているので, 最も四つ這いに修正しやすい.

肩肘這い：なんらかの左右差もしくは, 感覚異常がある可能性がある. 非対称性が強まり, その後の発達でも影響が残りやすい.

膝ロックの高這い：下肢をスイングさせるときに骨盤を回旋させての床からの浮き上がり (クリアランス) が作れず, 膝を伸ばすことで代償している. 立位保持や立ち上がりの時に反張膝になりやすい. 腹部と股関節屈筋による引きつけが足りない, 体幹筋が弱く手支持から膝までのアーチ構造が作れないなどの原因がある.

6.3 18 トリソミー (エドワーズ症候群)

6.3.1 疾患の概要

　1960 年にイギリスのジョン・H・エドワーズ (英語版) により報告されたトリソミーで, 報告者の名にちなんでエドワーズ症候群, E トリソミーとよばれる場合もある. 原因となる染色体はダウン症候群よりもナンバリングが小さい, 18 番染色体である. 標準型, 転座, モザイク型に加え, 他の染色体にも異常がある重複トリソミーもある. 文献により発生率は異なっており 1/3,000〜1/10,000 人という報告がなされている. 高齢出産になるほど発生するリスクは高まる. 妊娠中に 50〜90% が淘汰されてしまうが, 胎内での発育も不良で低体重出生になりやすい. 女児のほうが淘汰されにくく男児は流産してしまう可能性が高い. 生命予後も女児のほうが男児に比べるとよい. 性別では女児に多く見られ, 男女比率は 1：3〜1：4 である.

　顔貌の特徴として顎が小さく, 耳が低い位置に付着するなどの耳介奇形, 後頭部突出がよく見られる. 身体全体では, 首が短い, 胸骨が小さい, 脊柱側弯などの特徴が

立位

観察	評価のポイント
・長座位の姿勢から開脚して立ち上がることが多い.	①足底の感覚(過敏性)はどうか? ②介助立位にて下肢の支持性は十分か? ③床から物や人に掴まって立ち上がれるか? ④座位⇔立位の方法(床からのとき,片足から螺旋状に回旋運動を使って立ち上がらず,両足で直線的に立ち上がっていないか.立位から床に降りる時に,崩れるように降りて手のつきも安全ではないなど).
原因	
・足底に感覚過敏や下肢の支持性の弱さがみられ,尖足になっていたり接地したがらない. ・腹部の筋緊張や股関節の支持性,膝の伸展力が低くもたれ立ちが多い.	⑤立位時の膝や足部の様子(膝が伸展0°よりさらに伸びて,逆方向にくの字になっていないか(=反張膝).立ち始めの小児は通常足のアーチが落ちて扁平足だが,さらに小趾側が浮くような外反扁平足になっていないか).
発達への影響	
・反張膝,外反扁平がみられる.	

〔アプローチ例〕

・1歳くらいには介助・器具を使ってでも立位経験をさせる(発達支援の基本はon timeである).
・最初は胸とおなかをつけたもたれ立ちから,手の支持だけで立てるようにする.
・床からの立ち上がりが困難な場合,椅子座位からはじめる.
・安定してきたら,しゃがみこみの動作も行っていく.

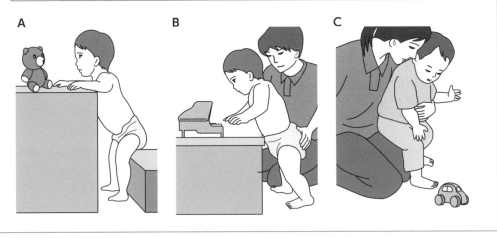

図6-2-7　立位:運動発達評価のポイントとアプローチ
A:机を掴んで上体を支えた掴まり立ち.
B:腹部を机に当てて上肢をフリーにして遊ぶ,もたれ立ち(机を下げてお腹に当てるようにするとよい).
C:介助によりいつでもしゃがんで休息できるという安心感の中で活動してもらう.

ある.また,「グーの手」と称される指を握ったままの屈曲拘縮,あるいは指の重なり(overlapping finger),揺り椅子状足底,腹直筋離開・ヘルニアなどの発育不全が見られる.

合併症で多いのが心疾患であり,90%の胎児に先天性心疾患が見られ,特に心室中隔欠損症,心内膜床欠損症,単心室,総肺静脈還流異常症などの重篤な心疾患,ファロー症候群といった合併症を伴うことがしばしばである.これらの先天性心疾患の度合が生命予後に大きな影響を与える.リスクが高く,根治手術に至らない場合や手術侵襲が大きい場合も含めて,在宅酸素療法,気管切開,人工呼吸器が必要になること

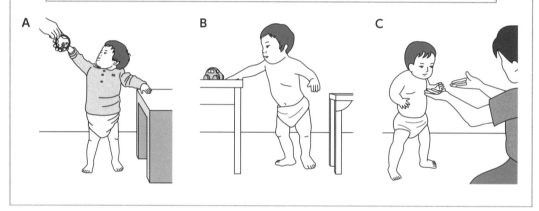

歩行

観察	評価のポイント
・大部分の児は歩行獲得するが, 股関節・膝関節の屈曲が不十分なパターンが多い.	①しっかりとした四つ這いを経てきているか？ ②立位での重心移動は十分行われているか？ ②伝い歩きや渡り歩き, 座位↔立位は十分に行われているか？
原因	
いざり移動が関連して, 重心移動などの体幹機能が弱い, 下肢の支持性が低い, 足部の外反扁平が見られる場合が多い.	

〔アプローチ例〕

・準備段階の運動の充実
・全体的にいえることだが, 決して無理強いせずに児の興味を引き出しながら行う.
・掴まり立ちから独り立ちにむけて, 少しずつ支持を減らしていく. 遊びを発展させていくのが自然な流れ. その際, 重心移動も心がけ, 体の中心から外部へと誘導する. 重心が足部を越えて移動できるようになったら, 谷渡り遊びも可能となる. 最初は机の位置は手を伸ばすと届く距離を離す. 保持時間が伸びてきたら, 重心移動して安全に届く位置まで伸ばしても練習になる. 独歩の練習と時期を重ねていっても, 運動のイメージを結びやすい. 最初は, 立位保持から数歩歩いてもらって抱きとめる. 安心, 信頼感があれば, 思い切りもよくなる.

図 6-2-8　**歩行：運動発達評価のポイントとアプローチ**
A：上肢一側支持―(対)側リーチ動作.
B：机から机への渡り歩き(谷渡り).
C：数歩歩いて抱っこで受ける.

も多い. また, このことと, 気管の発育不全により気管支軟化症と, 側弯症や胸郭の形成不全が重複することにより, 呼吸の発達も障害されている場合もある. こうした疾患や障害により, 臥床して生活している期間が長いため, 筋力もつきにくく, 粗大運動の発達が遅れる児も少なくない.

6.3.2　18 トリソミーのリハビリテーション

　リハビリテーションは, 呼吸面へのアプローチが有効で, 看護や家庭の養育としっかり連携することで, 合併症である心疾患についても良い影響がある. 運動発達支援を行うときには, 普段の様子をみて負荷調整を行う必要がある.「6.2.2 ダウン症児の運動発達支援」の項を参考に, 体調に合わせつつ, 感覚面, 運動面に関わり, 発達段

階に応じた遊べることを増やしていくことで，粗大運動，手指の巧緻性も高まっていく．また，側弯症についても日常的に関わることで，体幹分離性が高まり，バランス能力や抗重力性も向上していく．このように，生命リスクを越えて体調が安定すると，緩徐だが確実に運動発達していく．しかしこの身体や運動の発達は，同時に心臓への負荷にもなっていくことが，とても悩まれる点である．

6.4　13 トリソミー（パトウ症候群）

6.4.1　疾患の概要

　13 トリソミーとは，全身各所に異常を伴う染色体疾患であり，出生児の5,000〜12,000 人に 1 人の発生率とされている．エドワーズ症候群よりもさらにナンバリングが小さい，13 番染色体の全長あるいは一部の重複という，染色体の数的異常による遺伝子の量的不均衡が生じることにより症状が表れる．

　胎内での成長に遅れが見られることにより，産まれつき身体が小さく，数多くの外表的な異常を伴う．小頭症，小眼球症，口唇口蓋裂，など身体の正中線付近にある臓器，身体部位に深刻な異常，低形成が集中することが多い．また，耳介低位（耳の形や位置が正常と異なる），指の異常（異常な屈曲をしている，重なっている，指が多いなど）や呼吸器や循環器の異常がみられることも多い．特に先天性心疾患は症例の80% 以上にみられ，循環動態に異常が生じる．自然経過で任せる場合もあれば，気管切開や呼吸器（NPPV；非侵襲的陽圧換気）を導入する場合もある．また中枢神経系に異常を伴い，全前脳胞症，てんかん，無呼吸発作を起こすことも多く，精神遅滞は重度である．

　その他にも，腸回転異常，停留精巣，水腎症，多嚢胞腎，胃食道逆流など，数多くの内臓異常・消化器疾患・甲状腺疾患を伴う可能性がある．哺乳がうまくできないことから，栄養サポートを必要とする．

6.4.2　13 トリソミーのリハビリテーション

　リハビリテーションの方針は，呼吸面に対する支援が有効である．運動面は発達の状況を確認しながら行うが，特に正中線のパーツが低形成のため，頸定，口腔機能，呼吸機能についての評価と治療，支援が中心となる．小眼球のために視覚障害を合併していることもあるので，視覚以外の感覚（聴覚，触覚，前庭感覚等）を使った遊びで心地よいものを見つけていくこと，また快反応があればその感覚同士を組み合わせるオリエンテーションも有効である．例えば，好きな音や歌などを聞かせながら身体を揺らしたり，さまざまな形状のものに触れさせたりすることで好きなものや活動を増やし，しだいに外界への興味や快反応を引き出していく．こうしたことにより結果的に，自発的に姿勢を取る，寝返る等の運動面も引き出されて伸びていくように組み立てていく．

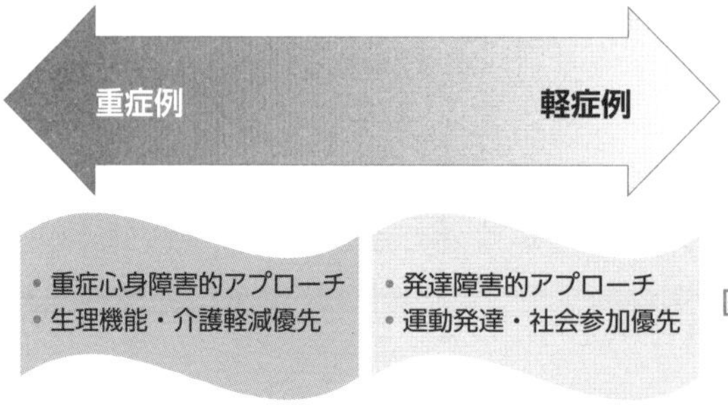

図 6-5-1　先天性異常のリハビリテーションアプローチのまとめ

重症例	軽症例	

・重症心身障害的アプローチ
・生理機能・介護軽減優先

・発達障害的アプローチ
・運動発達・社会参加優先

6.5　先天性の異常へのリハビリテーションアプローチの まとめ

　染色体異常の項では，軽症例については発達障害と共通する病態やリハビリテーションアプローチの記載も含まれていたかと思う．発達障害は特定の疾患ではなく，感覚異常に端を発した認知過程の遅れや未熟さであれば，染色体異常にも脳性麻痺にも合併する可能性がある．特に，行動の制限があまりない軽症のダウン症候群であれば，発達障害と共通する要素は大きいと思う．また，ここでは紹介していないが，数的には稀少例であっても，他にも健康面では予後良好な染色体異常や原因のわかっていない遺伝性の疾患も，発達障害の診断名や障害名も併せもつ場合もある．その場合は前例や文献報告が少ないかまったく見あたらない状態であっても，訪問リハビリテーションは始まっていくので，感覚異常の評価や考察を行うとよい．

　一方，重症例でいえば，ここに紹介した18トリソミー，13トリソミーといった染色体異常以外にも多くの高医療依存の疾患があり，在宅医療の進歩している現在は退院して在宅支援を受けているお子様，ご家族は多いと推察される．そうした文献報告が少ないもしくは見あたらない疾患のリハビリテーションを担当した場合は，第4章の脳性麻痺の「4.4 重症心身障害，高医療依存への対応」の項で説明した部分で，合致する部分があれば参考にしていただきたい（図6-5-1）．

引用文献
- 蜂須賀研二（1999）．心疾患．陣内一保，他・編「こどものリハビリテーション医学」．医学書院．
- 伊東祐恵（2018）．ダウン症候群の粗大運動発達の獲得時期と知的水準に関する調査研究．小児保健研究 77, 144.
- 上林宏文（1988）．ダウン症幼児における歩行動作の発達．身障害学研究 13, 9-16.
- 野原隆司（2012）．心血管疾患におけるリハビリテーションに関するガイドライン（2012年改訂版）．http://www.j-circ.or.jp/guideline/pdf/JCS2007_nohara_d.pdf
- 室月淳（2013）．染色体異常と遺伝疾患．胎児骨系統フォーラム．https://plaza.umin.ac.jp/~fskel/cgi-bin/wiki/wiki.cgi?page=%C0%F7%BF%A7%C2%CE%B0%DB%BE%EF%A4%C8%B0%E4%C5%C1%BC%C0%B4%B5 （更新日 2013年2月10日）
- 押木利英子，他（2005）．ダウン症児に対する発達的アプローチの検討．理学療法学 32, 132. https://www.jstage.jst.go.jp/article/cjpt/2004/0/2004_0_B0263/_article/-char/ja/
- 塚崎章子，他（2005）．ダウン症児の発達特徴―家族への発達調査の結果から．第27回九州理学療法士・作業療法士合同学会誌 27, 37. https://www.jstage.jst.go.jp/article/kyushuptot/2005/0/2005_0_37/_article/-char/ja/

- 多和田　忍(2011)．ダウン症と運動発達．J Clin Rehabil 20，529-534.

参考文献

- 榎本弘子(1983)．ダウン症乳児の運動発達．大阪市立大学生活科学部紀要 31，281-291.
- 岡崎裕子(1986)．ダウン症幼児の発達特徴に関する分析的研究(続報)．身障害学研究 10，59-71.
- 渡辺　綾(2010)．ダウン症候群を持つ子どもの運動発達特性と先天性心疾患による影響について．北海道理学療法 27，39-45.

第 7 章

ライフステージごとの介入

7.1 ライフステージの分類

　本章では，小児リハビリテーションの対象であるお子様のライフステージを，以下の6つに分類し，この時系列に沿って，在宅リハビリテーションの要点を説明してみたい．

> 新生児～乳児期(生後～2歳)
> 幼児期～就学準備期(2～6歳・就学前)
> 学童前期(6～10歳)
> 学童後期(10～16歳)
> 青年期(16～18歳)
> 成人期(18歳以降～)

　講演などでよく受ける質問の一つに「訪問リハビリテーションには，退院がないが，目標設定をどのように考えていけばよいのか？」というのがある．小児在宅リハビリテーションでは医療モデルと生活モデルのいずれの視点も必要であることを「1.4 リハビリテーションにおける思考モデル」では述べた．例えば，レジャーや運動会といった予定イベントに内容を合わせたトレーニングを行うこともある．筆者が考える療育上重要な時期やポイントをもとに，退院に相当するような，大きな生活や環境の変化がある節目ごとに区分すると，上記の6つのライフステージに分類できる．『児童福祉法』上は乳児とは満1歳に満たない者，幼児とは満1歳からとされていたり，心理学上でもさまざまな発達段階，区分がなされているが，あくまで実務上の区分として提案した．その期間で関わりの深いサービス，例えば，幼児期ではかかりつけ病院，保育サービス，児童発達支援等の福祉サービス，訪問系のサービスなどがチームで協働する場合のタイミングを揃える役割も果たせるのではないかと考えている．

7.2 新生児～乳児期(生後～2歳)

　NICU退院後のフォローが主となるのがこの時期である．第4章でも述べたように，乳児期の定義はさまざまであるが，ここでは生後～2歳頃までを乳児期と考

える.

7.2.1　ご家族への支援

　大きな危機を乗り越えて誕生し，ある程度の期間の入院加療が終了してから帰宅して家族の生活が始まる．この時期に在宅支援につながる流れとしては，医療機関からの連絡によりNICUの退院カンファレンスの調整からか，退院前後に在宅サービスの紹介を受けたり情報収集したご家族から直接連絡が来るかして，始まるパターンが多い．ほとんどのご家族は，小児医療やリハビリテーションの知識も少なく，その知識の供給源や身近な専門家も知らないので，普通にしているようでも実際はとても混乱している．特に初産で在宅療養が必要なお子様が生まれた場合は，通常の子育ての経験もないので大変である．生物的にも社会的にも「強い」存在として生活してきたご夫婦が，出産を起点に「弱い」存在としてのお子様を守り育てるうえで，周囲の助けを必要とすることになる．外出もままならない状況で，ストレスを感じている場合もある．お子様への直接のケアと同じくらいに，多くの情報を必要とされていることも多く，医療，子育て，社会資源，地域の情報など，なるべく正確な知識を伝えることが大切である．また，昔とは異なり，さまざまな情報ソースがあるネット社会の現在では，すぐに情報過多になってしまうこともよくあることなので，情報の信頼度，緊急度，判断基準や優劣なども伝えるなど，情報の整理や適切な判断と行動のサポートをする必要がある．特に，NICUから直接在宅サービスを利用される場合は，在宅のセラピストがご家族にとって最初の専門職となるので，療育の水先案内人として，ご家族の意思決定を見守り，寄り添うことは非常に重要な役割である．

7.2.2　お子様への支援

　お子様への直接の支援としては，とにかく，「食べる」「眠る」「排泄する」という生活リズムが完成に向かっていくように支援することが優先である．こちらがうまくいけば，少しずつ発達していく方向に成長していく．この月齢，年齢で行う動きは，赤ちゃんにとってはほぼ初めてのことばかりなので，リハビリテーションとか機能訓練，トレーニングと称して行っていることは，発達支援というまた別の作業とも言える．

　この時期に頸定，寝返り，四つ這い，起座（他者が関わらず自分で座る），つかまり立ち，独り立ち，歩行といった，発達段階が進んでいく．これらの時期的な遅れを気にされるご家族も多いし，正常に発達していくことを意識している専門職などがいるが，発達段階で重要なのは，時期ではなく順序である．発達のルールは，かならず，前に獲得した運動や姿勢に，次に獲得するものの要素が含まれているということである．首も座らない状態で寝返っていたら，それは反り返りにより得意な側に倒れているのを寝返りと判定している場合もあるし，四つ這いを飛び越して座ったりすれば，座位のままいざり移動を行う可能性がある．十分に，体幹，四肢の操作に習熟すれば，安定した動作が得られていくので，発達の順序を追っていくような関わりが重要である．もちろん疾患や，受傷の程度により，発達が遅れる場合もあるが，その際の関わりでも，順序を追っていくことが重要である．

また，感覚と運動の発達は相関しあっており，少し感覚面がリードする形で進んでいく．したがって上記に述べたことと矛盾するようだが，例えば6カ月になったら仰向けでじっとさせたままにしておかないで，体の一側に体重をかけて寝返る，8カ月くらいになったら四つ立ちの姿勢になって目標に向かって時間がかかっても移動してみる，10カ月になったら体を起こして足に体重を乗せてみるなど，発達指標に合わせたオンタイムの経験をさせることは，低頻度，短時間でも有効である．いわゆる発達の臨界期は，本人にとっての動機づけであったり，全体的な活動のイメージであったり，目標であったり等，発達を進めるうえでの種々のきっかけとなる．

　したがって，在宅リハビリテーションの中では，現在の発達段階に基づいて順を追って遂行するプログラムと，オンタイムの活動を体験するプログラムの双方を設定することが重要である．訪問時間が限られプログラムの時間配分もあるので，優先順位に基づいて効率よく内容や順序を考えていく必要がある．

7.3　幼児期～就学準備期（2～6歳・就学前）

7.3.1　ご家族への対応

　この時期には在宅セラピストが療育の水先案内人の役割として，少しずつ地域の施設やサービスとつながり，ご家族自体の地域ネットワークもできてくるのが理想的である．もしお子様や家族を中心としたサービス利用や外界との繋がりが思ったより展開しておらず，乳児期と同じような生活が続いていて孤立している状況にある場合は，異業種，同業他社などのサービスと連携したり，情報提供していく必要があるだろう．

　一方，情報連携も重要だが，同時に家族間，特に母親との距離感によっては，トラブルに繋がる場合もある．重要な医療機関や事業所との信頼関係がうまくいかなくなったり，個人的な感情の標的になったりすることや，他のご家族とうまくいかなくなるようなことに関与することは避けたい．モラル，複数の情報のつけ合わせ，冷静な判断なども必要な場面があるかもしれない．

7.3.2　お子様への対応

　脳の機能としては，3歳ごろをピークに脳細胞が増えて活動が活発になる．行動面では2～3歳のゾーンは「生理的多動」状態となり，行動が活発になったり，「魔の2歳児」「破壊的な遊びを行う」などといわれるように，こちらが常識の範疇で考える以外の事を思いついて行動してしまう．言語的には，否定や行動コントロールなどが行えることに気づき，「イヤイヤ期」と呼ばれることもある．この時期以降の発達過程においては，児の活動経験や環境からの入力に基いて使われない脳細胞の刈り込み（アポトーシス）が行われる割合が多くなり，必要なシナプスが残存することで行動しやすくなる．2～3歳で多くの神経細胞を増やすようにするには，どんどん体験してもらって，刺激を入れ行動してもらうことが有効であり，しつけや叱るなどは3歳以降のほ

うが有効といわれるのはこのためである．在宅支援の場面でも，安全を確保する必要はあるが，行動のバリエーションを増やしていくことを優先して，いろいろと試行錯誤したり思い切った遊びなども協力していくほうがよい．

　6 歳に向けては，「見る」「聞く」「食べる」「立つ」「歩く」といった，生体としての機能そのものが伸びる時期といえる．ここでいう「機能」とは，身体の働きのことであり，身体の一部分やその集合，あるいは全身が，それぞれ任っている固有の役割をさす．こちらが十分に伸びていないと，ICF でいえば心身機能，身体構造の問題となり，ICIDH での impairment のような状態になる．支援としては，全般的に機能面や発達全般の評価を正確に行い，もう少しで到達する課題を設定し種々の機能を獲得してもらう．この時期に集中して機能へのアプローチを行うことで，その後の人生で使っていく「能力」の基礎を作っていくことが重要である．能力については次節で説明していく．

7.4　学童前期（6〜10 歳）

7.4.1　就学と訪問リハビリテーション

　学童前期は就学により小社会と接触する時期である．今まで医食住のすべてを家族と行っていたお子様も，この時期には生活のリズムが整い，外出できる体力も身についてきている方が多いだろう．朝は決まった登校時間に向けて起きて着替えて登校し，授業を受け昼食をとって夕方に帰宅する．あるいは途中，福祉サービスなどの預かり保育もしくはなんらかのプログラムを行って帰宅する．その後，家族が揃い夕食をとる時間帯と続く，このわずかな時間帯に在宅サービスを提供することとなる場合が多い．したがって小児の在宅リハビリテーションのサービスは，夕方の時間のスケジュールがタイトになりやすい．いわゆるゴールデンタイム問題である．

　だが一方，通院サービスの場合，リハビリテーションを提供する病院の診療時間に合わせて帰宅し，さらにその後通院できる時間のほうがよりタイトで間に合わない可能性もある．あるいは学校を休んで通うにしても，かなりの負担であったり，定期的にリハビリテーションを受けるために教育を受ける機会が減ってしまうということにもなる．各地域に存在する肢体不自由児施設や小児専門のリハビリテーション施設などに通う場合もあるが，運営母体が行政であったり，他のサービスも行っていたりするので，かなり外来枠が少なく，利用頻度が低くなる傾向がある．したがって帰宅する時間と手間だけで，家庭でリハビリテーションのサービスを受けられる訪問リハビリテーションは，この時期のお子様とご家庭にとっては，非常に時間効率がよいサービスと思われる（図 7-4-1）．

　このように在宅サービスにメリットはあるが，夕方の時間が学童期の小児リハビリテーションの時間としてゴールデンタイムであることには変わりない．土日営業の訪問サービスを設け，平日の予約から振り替えるということもできるが，運営全体の体制や休日料金の設定なども必要になってくるので，簡単ではなく，工夫や努力が必要

起床	9時	正午	15時	18時	就寝

- 新生児～乳児期(生後～2歳);家に居る時間は長いが,睡眠覚醒リズムが未完成で,午睡にあたったり機嫌の悪さがでたりする.経管栄養の時間とバッティングすることもある.
- 幼児期～就学準備期(2～6歳,就学前);通園施設や普通保育所などに通園しているので,この曜日や時間帯(大体午前中～午後の早い時間)を避ける.
- 学童前期(6～10歳);月～金曜日の登校時間は,15時前後まで.それまでは訪問できない(訪問教育除く).
- 学童後期(10～16歳);下校時間がさらに遅くなり,部活動や習い事をしている場合もある.17～18時の時間帯に訪問希望という方が多い(訪問教育除く).
- 青年期(16～18歳);17～18時のわずかな時間で在宅訪問することが多い(訪問教育除く).卒後の生活も考えた準備で多忙な場合もある.
- 成人期(18歳以降～);就業している方はさらに多忙.在宅の方も,通所サービスの利用時間や,ご家庭の介護スケジュールの影響がある.

図7-4-1　小児訪問看護ステーションの時間制約
年齢,ライフステージごとに利用者の生活時間は変動し,スケジューリングが非常にむずかしい.

な課題である.

7.4.2 学校生活の支援

　就学以前に保育などを利用しているお子様もいるが,それはスタッフや専門家の目配りがある状況である.就学後はさらに長い時間家族以外の集団で生活し,自分の力でコミュニケーションをとって関係を作っている時間が長くなり,お子様自身の世界は家族と共有しない領域に一気に広がる.家庭にいる時間帯に訪問する在宅サービスでは,直接その場面をみることはないが,少なからず変化が感じられるようになる.教育を受ける権利はすべてのお子様に平等である.この時期は在宅小児リハビリテーションの役割はそのことを支援していくという役割に,価値を変化させる必要がある.入学当初は,登下校のスケジュールだけで疲労し睡眠時間が増えたり,体力負けして感染することもあるかもしれないが,その際は運動負荷の低い治療プログラムを選択したり,プログラムの内容を休息や,呼吸,循環,消化,排泄などの生理機能のフォローにしていくことで,体調を下支えすることが重要である.学期や年度を越えるごとに少しずつ身体や臓器も成長し,体力もついて体調も安定していくので,ご家族やお子様にも平穏無事な日常生活を優先することを声がけしていくとよい.

　また学童期では運動会,遠足,あるいは学芸会などといった大きな学校イベントが数多く入ってくるが,ご家族と十分に相談して,イベントへの参加を支援する.思い出に残る学校生活を縁の下で支援するためには,イベント本番に向けて休息を重視して体調を調整する支援が必要と考える.

　この時期の発達支援で重要なのは,これまで獲得した「機能」を組み合わせていくことで,物事を完遂するための「能力」に成長・到達していく過程に関わることである.「歩く」「走る」といった運動機能は,ゴールに到達する,友人の近くまでたどり着く,という目的を果たす移動能力となったり,ボールやかばんなどの道具を操作する機能と複合することで遊びや競技性,生活上の能力に繋がっていく.

　一方,こうした運動機能の獲得がむずかしいお子様もいる.姿勢保持や移動がむずかしい重症の方の場合でも,お子様がこうしたいというモチベーションから発してや

ろうとしたことはなるべくその帰結点まで行い，そのことを評価されたり承認されるところまで支援することが重要である．玩具に手を伸ばし到達して遊びたい，リモコンスイッチを操作して好きな番組を見たい等，日常にあり本人が必要なことを探して，それに向けて足りない機能や要素，例えばパワーや可動性，あるいはバランスなどを補っていくためのプログラムを組み立てることが望ましい．装具，車椅子等の装備面も工夫する余地があるが，小児の装備は一般的なものと異なっていることもあるので，本人，家族向けに知識や運用面のフォローが必要な場合が多い．在宅セラピストにあまり知識や経験がないという場合，インターネットや書籍，パンフレットなどである程度は補完は可能であるが，やはり本格的には専門業者や経験豊富なセラピストから学ぶ必要がある．

　ご家族やセラピスト側が，機能獲得にばかり目を向けてしまい訪問時間いっぱい単純なトレーニングや反復練習，例えば姿勢保持や，歩行練習などに終始していくことはあまり好ましくない．この時期の，例えば歩行練習は歩行獲得のためではなく，行動を遂行する能力を高めるためのものであるべきで，それは最終的に自立に向けての支援につながっていく．例えば，これができるようになるとお手伝いができるとか，身体の痛みを予防できるといったように，何のために練習を行うのか，何ができるようになりたいのかの相談や説明を本人にも行っていく．入学したタイミングで全く変えるというわけではないが，10歳に向けて受け身で無目的なリハビリテーションではなく，目的や効果あるいは成果を理解できるようになるように工夫し，関わりの質を少しずつ変えていく必要がある．

7.5　学童後期（10〜16歳）

7.5.1 第二次性徴による身体変化

　学童期を前期と後期とあえて分けたのには理由がある．成長期の療育サービスを行ううえでどうしても避けられないものがあり，それは第二次性徴とその後に起きてくる二次障害である．成長スパートなどともいうこともあるが，学童前期までは年々少しずつ，大体は同じペースで大きくなっていくような成長のスピードを感じていたのに比べ，10歳を越える前後からしだいに成長のスピードが加速していくような印象を受ける．身体の成長には順序があり，最初に成長するのは骨である．もともと，小児は石灰化した緻密骨より軟骨の割合が多く，中側の骨幹部から端の骨端部に向かって徐々に石灰化していきながら，長さや太さ，強度が増していく（上田他，2008）（図7-5-1）．成長のきっかけとしての刺激になるのは，ホルモンなどの化学物質および，生活していく中での長軸方向への適度なストレスである（島津，2008）．それは荷重することに影響されるが，運動を行い，筋肉が活動することでもストレスがかかり，成長が促される機会が多くなる．

　一方，筋肉においては，バレエや体操といった特別筋肉の柔軟性を高めるような運動以外の通常の運動によっても，ある程度は引き伸ばされるという仕組みになってい

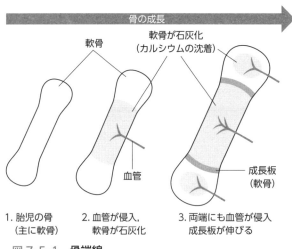

軟骨

軟骨が石灰化
（カルシウムの沈着）

血管

成長板
（軟骨）

1. 胎児の骨
（主に軟骨）

2. 血管が侵入，
軟骨が石灰化

3. 両端にも血管が侵入
成長板が伸びる

図 7-5-1　**骨端線**
「自分のからだは自分でつくる」より出典

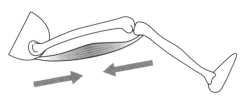

図 7-5-2　**筋肉と骨成長**
筋肉の緊張や短縮による高いテンションが骨の長軸
方向に加わり，成長刺激になることも考えられる．

て，歩行，走行やスポーツあるいは日常生活の中で，普段からさまざまな運動を行っているお子様は，関節の可動範囲も大きく，筋肉自体も収縮と弛緩を繰り返すので，ストレッチされるような機会が頻繁にある．成長に伴って筋肉自体の長さや強度が育っていく．しかし，なんらかの障害を持ち，自動運動の機会が少ないお子様は，筋肉がストレッチされる機会が非常に少ない日常で骨が成長した場合，筋肉の長さが短いまま成長から取り残されていくような状態になる．このように骨と比して相対的に筋肉が短くなっている状態を短縮という．脳性麻痺のような筋肉の緊張状態に異常がある疾患の場合，緊張も増して非常に硬い状態になる．また，この状態がさらに長軸方向へのストレスとなって（図7-5-2），骨への成長刺激になり，短縮を促進する場合もある．ほかにも体重増加や，身長が伸びることにより重心位置が高くなるなどといったストレス要素が増えるようになり，成長がいっそう促されていく．

7.5.2　成長スパートに伴う二次障害

このような経緯と，第二次性徴に伴うホルモンの影響で，脊柱側弯，関節の変形拘縮，股関節脱臼などが生じていくのが二次障害である．それに伴い手術療法や装具療法といった成長期のリハビリテーションの悩ましい部分がこの学童後期に好発する．

10〜16歳ぐらいの時期に起きる，第二次性徴に伴う二次障害であるので，性別による男女差もある．個人差はあるものの，男性ホルモンのテストステロンの影響を受ける男性は，優位に骨成長しやすくゴツゴツした体になってきて，筋緊張が亢進したり，筋肉の短縮や関節変形に悩まされるようになる．一方，女性の場合は，成長開始時期が早く，月経などの影響もあり，抗てんかん薬などを服薬している場合は，影響を受けやすくなり発作の状態が変化するなど不安定になりやすい．体の成長については，どちらかといえば脂肪がついて丸みを帯びたような体型になり，自分の体重に対してパワー面で不利になりやすく，動きにくくなる可能性もある．関節の隙間も詰

まっておらず構造的にも柔らかくてゆるいため，男性と比べて関節拘縮ではなく，反張膝，足部の外反扁平，翼状肩甲骨などの症状が出てくる場合が多い．筋活動が少なくなると，水分の循環調整がむずかしく，関節変形やむくみなども生じやすい．

　早くに成長スパートを開始した女性は，成長終了も早くに訪れることが多く，15,16 歳には身長の伸びが止まるので，脊柱側弯などの経過を見ている場合は，家族を含めたチームにその年齢ぐらいまでを期限の目処にして，普段のケアやリハビリテーションを頑張っていくように話せると効果的であり，その後の変形を防止し，状態を維持しやすい．男性は，少し遅れて 12 歳くらいから成長スパートが開始され，18 歳くらいまで状態変化が続く．

　学童後期はこのような身体の状態変化が高い頻度で生じるが，さらに日常の生活面においても，授業時間が増えたり，部活動や委員会，生徒会といった学校生活での役割を持っていたり，塾やデイサービスで放課後の時間を過ごすなど，段々と多忙さが増して時間がなくなっていく時期でもある．したがってやはり，その前の学童前期は，機能を合目的にし，完遂していくための能力化をはかっておくべきであり，その能力のバリエーションを増やすことも必要である．特に座位で行える活動の種類は書字や描画のほか，趣味的なことで何かを作成したり，ゲームを行うなど多様な活動を設定したい．なぜなら，この後待っているのは自立に向けた適応のステージであり，興味があること，できることが多いに越したことはないからである．また，同時に二次障害を防止するような内容の取り組みも必須になっていくので，セルフケアの要素も入れていくと，関われる時間の少なさが補える．

7.6　青年期（16〜18 歳）

　青年期で重要な留意点は，高等部まで進学した場合は，学校卒業後のことが見えてくるのと，『児童福祉法』の対象年齢が 18 歳までであるので，高等部最後の年度には教育と福祉双方からの支援が受けられなくなるリミットが訪れることである．これは，制度的にも経済的にも，あるいはマンパワー的にもかなりの環境変化を覚悟しなくてはいけない．これまで生まれてから継続的に受けられた支援が大きく減少するので，それを踏まえて家族に対しては制度理解のための説明などを，本人に対しては自立に向けた取り組みなどを，例えば高等部入学時から開始していく必要がある．

　その影響もあり，本人，家族の多忙さがさらに増す．通所するリハビリテーションの介入頻度は減少する傾向にあるが，成長終了が見えてきている時期でも，痛み，変形・拘縮など二次障害に対する支援は継続する必要がある．青年期においても，スケジュールがうまく合うことができれば，在宅リハビリテーションは二次障害に対する支援として機能できるメリットがある．

　これまで，「機能」「能力」とリハビリテーションを進めてきたが，青年期では「社会参加」にむけて，生活技能を増やしていく必要がある．ICF であれば参加の項目であり，参加が少ない状態は ICIDH であれば社会的不利（handicap）の状態にあるという

ことになる．機能の向上，その組み合わせである能力向上よりも，どのような生活，どのような自立度で，生活のどの部分はサービスを利用し，どの部分に助けが必要なのかをしっかり考えていく．18歳以降の，特別支援学校や特別支援学級の卒後に向けて，積極的に教育や施設の医療サービスと連携したり，会議や相談を行う必要がある．

その結果，地域の助成が得られる最後のタイミングに向けて，装具，工房椅子，補完テクノロジーなどの作製，購入に向けた作業が必要になることも多い．ここで気をつけたいのは，卒業というのは教育サービスの年度終了のタイミングであるが，それまで『児童福祉法』や地域や自治体の助成制度により利用可能だった支援は，年度であったり，年齢が上がったタイミングで終了になる可能性がある．その場合，例えば5月生まれの方などは，最終学年の段階で卒後の生活を考えていては遅いということになる．電動車椅子を作成して，卒後の生活で使用しようと考えるのであれば，少なくともその練習は高等部入学以前から行い，作成に向けてどのような仕様，設定にするかという検討を2学年に上がるタイミングには行っていて，さらに書類作成・申請や，注文から取り寄せまでの期日，改造の必要性を考えると，誕生日の半年以上前には実機に関する作業を開始する必要がある．また，購入のみならず，例えば卒後に電動車椅子を使用することについては，乗せ降ろしをどうするかとか，自宅から外出するのか，フラットな床ではない勾配のある自宅周辺でどのように操作するか，監視下で安全管理する人員はどうするかなどをシミュレーションしたり，実際に数回試行したりしなければ，高額である電動車椅子が物置に収納されて使われないものになってしまう．そのうえ同時に装具などについても検討する必要があるので，3年間の月日はあっという間に流れていく．実は，あまり時間がないのがおわかりいただけるだろう．

この時期は将来に備えて就職，進学などを考える時期でもある．健常の方と比べて，自分自身で行動することが少ない傾向にある場合は，学校生活やイベントに目が行きがちだが，積極的に，将来の話や進路の話題を話すようにして，少しずつ家族の形態が変わり，ライフステージが大きく進んでいくことを意識してもらい，そのうえで何を支援してトレーニングすべきかをよく相談して行うことが重要である．少なくとも，その内容は機能，能力の向上よりは，社会適応に比重をおいた支援内容になっていくべきである．時間的に考えると，これだけのことをスタートするタイミングは，高等部入学と同時でも早すぎるということはない．

7.7 療育トンネルの話

高木憲次氏（1888-1963）が提唱した概念である療育という言葉の定義が，肢体不自由児の社会的な自立を目標に，医療と教育を並行してすすめることを指しているとするなら，基本的な日本の療育システムの中では，教育制度が開始される学童前期開始の6歳から，青年期終了で18歳になる日と高等学校卒業までが，その期間というこ

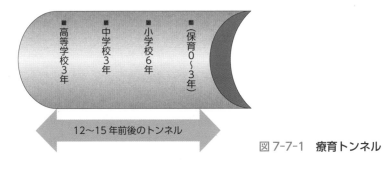

図 7-7-1　療育トンネル

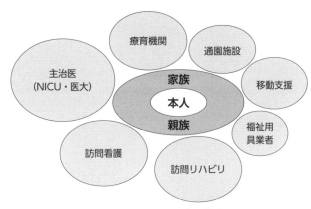

図 7-7-2　出生～乳幼児期のサービス協働
産科や NICU のある総合病院，拠点病院との結びつきがまだ強い.

とになる．この約 12 年前後の期間を，ここでは仮に療育トンネル（図 7-7-1）という言い方をして，その入り口，出口を考えてみたい.

　療育トンネルの入り口までにあたる生後から就学までの時期は，使えるサービスもさほど多くない状態であり，生活の場も家庭が中心であるので，在宅リハビリテーションは発達支援において中心的な役割を持つサービスの一つといえる（図 7-7-2）. まだ小さく，か弱く，発達に多くの時間とエネルギーを必要とする，お子様が最初の生命の危機を乗り越え，障害受容と向きあいながら，家族の協力や祖父母といった上下の世代間のつながりも密になる時期で，お子様は家族の生活の中心としての存在となる．しだいに医療の介入，理学療法の介入，装具，車椅子，テクノロジーとの出会いがあったり，通園の利用，就学準備や，家族同士の繋がりにより少しずつ世界が広がっていく中で環境の改善がなされ，就学を迎える．就学後は生活時間の中心となる教育へとバトンを渡し，在宅支援は裏方に廻る.

　その後，12 年前後の期間は，多様なサービスが多く協働し，医療機関との結びつき，社会資源や民間サービスの利用が最も豊富な時期ともいえる（図 7-7-3）．しかし，この期間を経て，どのような環境や身体変化があるのか.

　成人期の 19 歳以降の在宅リハビリテーションを考えるうえで，トンネルの出口にある問題（図 7-7-4）は避けて通れない．ご本人は，12 年間を経て身体が成長しているが，二次障害の状態や医療依存度によっては，養育や介護の負担はむしろ増えてし

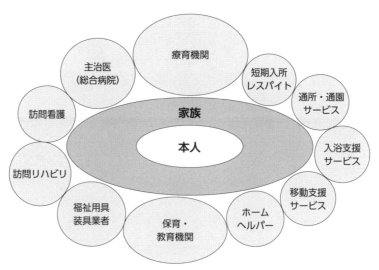

図 7-7-3　就学前後～高校卒業までのサービス協働
利用できる医療機関，社会資源，民間サービスが最も豊富な時期.

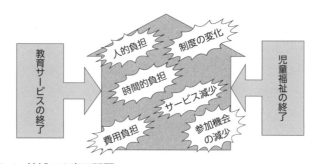

図 7-7-4　地域での出口問題
年齢が 18 歳に到達し高校卒業を迎えると，日中多くの時間を過ごしてきた教育系のサービスが終了し，教職員等によるマンパワーもなくなる.
措置入院，各自治体での福祉用具助成などに基づくサービスも制限を受ける.
家庭には，時間的負担，人的負担，サービス減少などの問題が同じタイミングでやってくる.

まっている可能性がある．また，月日が経つ中で家族の構造が変わることも避けられない．祖父母といった上の世代がいなくなったり，兄弟が巣立ったり，両親が離婚している可能性もある．12 年前に比べて，家族の構成員は少なくなり世帯のエネルギーは減少していることが多いのである．病気や体力の低下などで，家族の健康状態も下がっている場合もあるだろう．

　これまで生活を協働して支えていた教育，医療，福祉の社会資源やサービスはこのタイミングで一気に減少することは，ほぼ決まっている．もしかすると，解決した問題よりも持ち越された問題のほうが多いかもしれない．これまで作製して，学校で使用していた工房椅子，電動車椅子，立位保持具などは，家に持ち帰ってくると室内スペースも狭小になる．

　成人期以降のサービス協働を図 7-7-5 に示すが，教育機関は終了，療育機関との繋がりも少なくなる．家族構成員も少なくなり，預かり，移動，入浴，ヘルパー等の

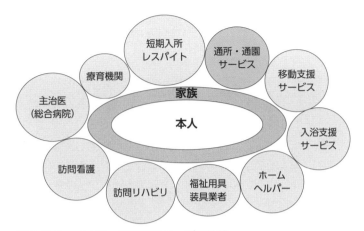

図 7-7-5　成人期～高齢期のサービス協働
これまでの教育，福祉サービスを，民間の通所サービスに振り替えて利用する場合もある．
しかし，公的なサービスとは異なり，営利団体ならではの採算性，人員配置・施設基準や専門性の違いがある．
教育機関は終了し，療育機関との繋がりも少なくなる．
家族も少なくなり，預かり，移動，入浴，ヘルパー等の生活支援が必要となる．

生活支援が必要になってくる．

　くり返し強調したいことだが，12 年間の療育期間には，それ以降と比べて多くの時間，制度，マンパワーやエネルギー，知恵が詰まっている．このことを踏まえて，療育トンネルの出口に待っている問題に取り組めたらと考える．

7.8　成人期（18 歳以降～）

　成人期は在宅リハビリテーションを利用されている方で，一部進学されている方もいるが，卒業に向けての話は前節の青年期で述べたことと相通じるので，ここでは最後のライフステージの，社会人としてのご本人の支援を考えてみたい．また，学校が終了している方のうち，大別すると通所系のサービスを利用しながら在宅療養されている方と，進学あるいは就職したりしている方に分けられるかと思われる．ここでは，この就労している方の支援を考えてみる．

7.8.1　身体メンテナンスについて

　歩行可能であったり，または車椅子などを使用して通勤したり，在宅ワークを行っている場合など，さまざまな通勤手段，就労スタイルがあるが，就労されてる方は，基本的には生理機能にはあまり制限がない方が多いかと思われる．しかし，だからといって身体上の問題はないということにはならない．なぜかと言うと，耐久性の問題がある．これまでの学校生活では，自分のタイミングで休息をとったり，体調を気にかけてくれる存在がいたりする中で過ごしていたが，就労ではその状況ではなくなる．感覚麻痺がある方の場合は，仕事中に苦痛を感じるタイミングが遅れて，知らず

知らずのうちに体を痛めている場合もある．また，職場や企業にもよるが，仕事で結果を出さなくてはいけないという中で，きちんとセルフケアができない場合もある．不調や身体にダメージがあっても，週休のリズムで受診ができる補償もない．

　在宅リハビリテーションでは，この身体メンテナンスについて，本人と相談しながら，体のケアや予防を行って，安定して就労する状況を支援することが重要となる．痛みの種類や，その前段階にあたる徴候，普段の活動内容とそれに伴う負荷などを注意深く聞いたり，あるいはこれまでの担当期間中の受傷歴などがあれば，再発予防の対策を考えたり，必要な休息やセルフケアの検討・練習などを行うことができる．現在は痛みがなくても，サインや予兆を感じたら，積極的に大事を取って対処することで，ご本人との信頼関係を強め，二人三脚で生活の安定に努めていきたい．

7.8.2　早期加齢について

　重症の方の成人期の問題としては，早期加齢がある．われわれの身体は，さまざまなストレスを受けているが，反面そのことがある種の負荷トレーニングとなっている状態でもある．筋力負荷をかけることで筋力が増すし，精神的なストレスも適度であれば緊張感のある生活となり，プレッシャーに負けないメンタルや諦めない気持ちを少しずつ育む．体調や環境の変化と臓器の活動についても同様のことが言える．しかし，長い療養生活で，いわば身体的・精神的ストレスを制限して生活してきた重症者の方には，その強靭さは育っていない場合が多い．したがって，青年期を過ぎて，成長を終了した方のなかには，早めに機能が低下していく方もいる．筋力面だけではなく，消化が悪くなって栄養が吸収されにくくなったり，感染しやすくなったり，骨が弱くなったりする時期が20代でくることも珍しくない．どのような支援が有効かは，心身の状態，環境，介護状況にもよるが，学校を卒業し介入が少なくなり，生活が単調になったり外出が減ることが良くない影響を及ぼすことはまちがいない．

　廃用を防止し，加齢の変化を遅らせるには，訪問リハビリテーション内での治療プログラムのみならず，ポジショニングや姿勢変換，介助方法の工夫，セルフケアおよびホームプログラム，社会参加の機会に至るまで，身体の強さに合った適切な負荷調整した生活支援戦略が必要となる．

　これまで，お子様が成長する流れがメインで話が進んできたが，生命活動として生まれた者すべてに寿命があるように，加齢していく変化も発達という現象の一部であることを受け止め，ご家族にも伝える必要がある．

引用文献
• 島津　晃(2008)．成長・発育のバイオメカニズム　総論．バイオメカニズム学会誌 32, 55-56.
• 上田晃三，清野佳紀(2008)．骨の成長・発達．バイオメカニズム学会誌 32, 57-60.

参考文献
• 村田孝次(1997)．生涯発達．培風館．
• 多賀厳太郎(2002)．ヒトの発達脳科学．日本神経回路学会誌 9, 250-253.
• 多賀厳太郎(2002)．脳と身体の動的デザイン―運動・知覚の非線形力学と発達(身体とシステム)．金子書房．
• 上田礼子(2012)．生涯人間発達学．三輪書店．

第8章

未来への指針

8.1 在宅小児リハビリテーションの意味，意義，価値

　2000年代に日本に起こった出来事・社会的な変化の中で，最も大きい歴史的なポイントの一つが2006年〜2010年に総人口がピークを迎え減少に転じたということであろう（図8-1-1，図8-1-2）．資料によりピーク人口推計は若干の差はあるが，文字のない，先史時代を含めて歴史上初めて人口が減り，それ以降も減少が続いている．これからの日本が，人口減少社会であり続けることは避けられない事実である．また，少子高齢化の流れも止まらない．当然ながら小児に対する在宅リハビリテーションにとって人口減少と，その中での小児の割合が減少していく世の中になっていくことは，対象とする母集団の減少となるので強く影響を受けている．また，高齢化の側面からも，介護，医療サービス全体は，より高齢者に向いていく可能性が高い．今後に向けて，在宅小児リハビリテーションはどのような意味，意義，価値を持つのかを

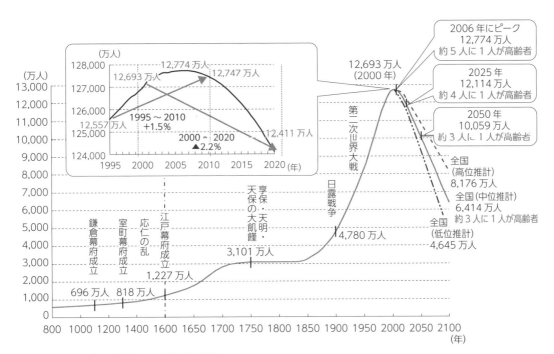

図8-1-1　わが国の総人口の長期的推移

出典：総務省「国勢調査報告」，同「人口推計年報」，国立社会保障・人口問題研究所「日本の将来推計人口（平成14年1月推計）」，国土庁「日本列島における人口分布変動の長期時系列分析」（1974年）をもとに国土交通省国土計画局作成．

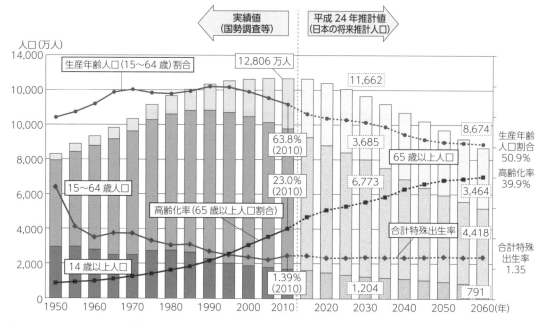

図 8-1-2　日本の人口推移

出典：総務省「国勢調査」及び「人口推計」，国立社会保障・人口問題研究所「日本の将来推計人口（平成 24 年 1 月推計）：出生中位・死亡中位推計」（各年 10 月 1 日現在人口），厚生労働省「人口動態統計」

　　考えて，終章としたい．

8.1.1　人口減少社会と少子晩婚化

　　一人の女性が出産可能とされる 15〜49 歳までに産む子どもの数の平均を示したものを，人口統計上の指標で合計特殊出生率という．厚生労働省が 2018 年 6 月 1 日に発表した人口動態統計によると，2017 年に生まれた子どもの数（出生数）は前年よりも 3 万人余り少ない 94 万 6060 人となり，過去最少を更新，合計特殊出生率は 1.43 と 2 年連続で低下した．2 人 1 組の親から 2 人のこどもが生まれない状態は，人口そのものが減っていくことを示唆する．その背景には，子どもの養育コストの増大，結婚・出産に対する価値観の変化，避妊の普及等があったと指摘されている（内閣府，2019 年 4 月 22 日）．原因に対する改善策を打たないと，この状況は変化せず，次の年代，世代がさらに出生率が下がる流れで進んでいくので，急速な人口減少が訪れるといわれている．

　　もともと合計特殊出生率は，発展途上国では高いとされている（グローバルノート―国際統計・国別統計専門サイトホームページ）．ニジェールが最高の 7.24，続いてソマリア 6.27，コンゴ民主共和国 6.11 である．なぜかというと，食糧事情や衛生環境の影響で，子どもの生存率が低いことから多産傾向となるからだ．日本も 1947 年には，4.54 であった．しかし，その後日本は経済成長をむかえ，この世代の生命予後が著しく改善して人口が増え，1947 年から 1949 年頃に生まれた世代は団塊の世代と呼ばれた．経済成長したことで社会構造が変化し，生活や養育のコストが増大することとなった．さらに，出産というのは母体のリスクも高いので，「少なく産んで大切に育

86

てる」という方向に拍車がかかる．このことは，出生率が下がることと同時に，世帯収入が安定していくまで，結婚，出産という選択がなされないという影響もある．2016 年においては夫は 31.1 歳・妻は 29.4 歳が平均初婚年齢となっており，前年の 2015 年と比べるとそれぞれプラスマイナスゼロで前年，前々年で変わらずの結果ではあるが，1950 年のデータ（夫 25.9 歳，妻 23.0 歳）と比べると，おおよそ 5 歳ほど年長で結婚している．高齢になるほど染色体を保存している精子，卵子ともに老化し染色体異常などの疾患の発生するリスクは高まるといわれており，現在の晩婚化の影響により，支援の必要な世帯の割合が増える可能性があるということになる．

　また，フランスやスウェーデンでは，出生率が 1.5〜1.6 台まで低下した後，直近ではフランスが 1.92〔2016（平成 28）年〕，スウェーデンが 1.85（2016 年）と回復している．これらの国の家族政策の特徴をみると，フランスでは，かつては家族手当等の経済的支援が中心であったが，1990 年代以降，保育の充実へとシフトし，その後さらに出産・子育てと就労に関して幅広い選択ができるような環境整備，すなわち「両立支援」を強める方向で政策が進められた．スウェーデンでは，比較的早い時期から，経済的支援と併せ，保育や育児休業制度といった「両立支援」の施策が進められてきた（内閣府ホームページ）．日本は児童手当など経済支援が先行して，女性の妊娠，育児，復職や，保育所といった社会環境整備はまだまだ足りておらず，個人や世帯の努力が要される状態である．

8.1.2　在宅小児リハビリテーションの意味，意義，価値

　小児リハビリテーションの意味付けとしては，「機能回復」というよりも「発達支援」である．前章で書いたような二次障害への対応も含め，当事者のライフステージごとに適時，適質，適量の支援が求められる．言い換えると，発達過程においてタイミングよく十分な支援を受けられない場合は，成長していく後のステージにおいて，必要な治療や養育上の負担が増える可能性がある．行政やそれに類する団体が運営母体であることの多い，地域にある通所や小児病院の数は増えておらず，現在のように核家族化が進んで，さらに共働き，単身赴任や，離婚等によるひとり親世帯も増えているので，通院の負担も増えている．

　少子晩婚化が進む現在だからこそ，通院負担も少なく，各世帯の事情に寄り添い，一人ひとりを支援する，在宅小児リハビリテーションは，これらの問題に対するキーになる可能性があると考える．

8.2　今後の在宅小児リハビリテーション

　2018 年 3 月時点での日本の理学療法士協会の会員数は 115,825 人で，17,818 の施設で働いている．うち，小児病院，障害者施設，児童福祉施設，重症心身障害施設など小児関連の職場は 586 施設で全体の 3.29％の割合で，これらの施設に勤務している理学療法士は 1,454 人（1.26％）である．訪問に関しては，訪問看護ステーション，訪問

リハビリステーション事業所は 1,477 施設（8.29％）あり，訪問の理学療法士は 2,805 人（2.42％）である（日本理学療法士協会ホームページ）．ほとんどが介護系の事業所であるので，在宅小児リハビリテーションに就業する理学療法士というのは，現在非常なマイノリティといえる．前述のような，発達支援が必要な世帯の数に比べて，必要なスタッフがさらに少ない状況で十分に行き届かない．訪問事業所での業務を体験された方は，それなりに問い合わせがあることを体験しておられると思う．少子化といっても，在宅リハビリテーションはニーズがあるのである．

　今回本書のような，書籍を書かせていただいたことは自らの経験を整理していくととても貴重な経験となった．筆者は普段から，セラピストを対象に在宅小児リハビリテーションの指導をする機会が多いが，セラピストのキャリアが介護系，整形病院等であったりする場合，本書で何度か述べた発達や希少疾患とは異なる要素も多くあるため，小児を担当したり在宅小児リハに転職する際の敷居が高く抵抗感があるような印象がある．

　しかし，リハビリテーションの基本概念や解剖，生理といった基礎的な知識や，生活支援や徒手的な操作など，共通する要素も多々あるので，どこに困っているのかというポイントを見つけて少し助言することで，ずいぶんとセラピストとお子さんの様子が変化していくのを体験している．

　在宅小児リハビリテーションのニーズがあり，それに応える形でセラピスト一人ひとりが自分で勉強して経験を積み，成長していくのはもちろんだが，専門的知識や技能，経験を持っている人数が圧倒的に少ない場合，これらをエキスパートから継承することで成長のスピードを高めるスーパーバイズというしくみを考えていた．一般的な介護保険中心の訪問事業所に小児対応の問い合わせがあった場合，最初から専門性を求められるのでなかなか契約や利用につながらない場合もある．しかし，ここに小児に特化したスーパーバイザーがいれば，専門の人材がいなくても，スーパーバイザーが担当者に同行したり，座学や動画評価，さらに治療目標などを定期的に修正することで十分に対応は可能である．そのうち担当しているセラピストの練度が上がってきたら，担当者本人も事業所全体も，対応できる対象者や層が増え，職域も広がっていく．一人ひとりのお子様への治療ももちろんだが，極端なマイノリティならではの，業界，地域，社会へ働きかけるやり方も今後考える必要があると思っている．

引用文献

- グローバルノート―国際統計・国別統計専門サイト．世界の合計特殊出生率 国別ランキング・推移データ．https://www.globalnote.jp/post-3758.html（更新日 2018 年 4 月 27 日）
- 内閣府ホームページ．世界各国の出生率．https://www8.cao.go.jp/shoushi/shoushika/data/sekai-shusshou.html（2019 年 4 月 22 日閲覧）
- 日本理学療法士協会ホームページ．統計情報　会員の分布 2018 年 3 月末現在．http://www.japanpt.or.jp/about/data/statistics/（2019 年 4 月 22 日閲覧）

索引

〈著者略歴〉

齋藤大地（さいとう　だいち）
（株式会社はこぶね　訪問看護ステーション ワッカ　代表取締役　理学療法士）

1995年5月に北海道立の肢体不自由児施設に入職し医療過疎地域での小児理学療法業務に従事した後，2008年5月〜2017年8月まで，北海道旭川市にて小児専門の訪問看護ステーション事業を開設・運営．在宅療養されているお子様へのリハビリテーションの提供を始める．その後，株式会社東京リハビリテーションサービス勤務を経て，2019年6月より北海道札幌市にて小児専門の訪問看護ステーション事業を再開した．その他，保育所等訪問支援事業及び，対面やオンラインでの全国向けの小児リハビリテーションに関する技術指導や研修事業等も行い，民間企業，セラピストだからこそできる地域・在宅での発達支援事業の創出を目指している．

・小児系在宅理学療法研究会代表
・重症心身障害理学療法研究会運営委員
・日本理学療法士協会　障がい児(発達障がい児)対策運営部会員
・日本重症心身障害学会誌編集委員
・元日本小児理学療法学会運営幹事

はじめての在宅小児リハビリテーション
訪問だからできる発達支援，生活支援

発　行　2020年5月20日　第1版第1刷
　　　　2024年8月30日　第1版第2刷 ©
著　者　齋藤大地
発行者　青山　智
発行所　株式会社 三輪書店
　　　　〒113-0033　東京都文京区本郷 6-17-9　本郷綱ビル
　　　　☎ 03-3816-7796　FAX 03-3816-7756
　　　　https://www.miwapubl.com/
表紙絵　村山之都
装　丁　中島美佳
本文デザイン・組版　株式会社 ビーコム
印刷所　三報社印刷 株式会社